医院财务管理从入门到精通的实战策略

汤海萍——著

中国铁道出版社有限公司
CHINA RAILWAY PUBLISHING HOUSE CO., LTD.

图书在版编目（CIP）数据

医院财务管理 ：从入门到精通的实战策略 / 汤海萍著. -- 北京 ：中国铁道出版社有限公司，2025. 10.
ISBN 978-7-113-32549-7

Ⅰ. R197.322

中国国家版本馆 CIP 数据核字第 2025RE1455 号

书　　名： 医院财务管理——从入门到精通的实战策略
YIYUAN CAIWU GUANLI: CONG RUMEN DAO JINGTONG DE SHIZHAN CELÜE

作　　者： 汤海萍

策划编辑： 王　佩
责任编辑： 杨　旭　　**编辑部电话：**（010）51873274　　**电子邮箱：** 823401342@qq.com
封面设计： 郭瑾萱
责任校对： 苗　丹
责任印制： 赵星辰

出版发行： 中国铁道出版社有限公司（100054，北京市西城区右安门西街 8 号）
网　　址： https://www.tdpress.com
印　　刷： 三河市国英印务有限公司
版　　次： 2025 年 10 月第 1 版　2025 年 10 月第 1 次印刷
开　　本： 710 mm × 1 000 mm　1/16　**印张：** 12　**字数：** 172 千
书　　号： ISBN 978-7-113-32549-7
定　　价： 58.00 元

前　言

在医疗行业中，财务管理早已超越单纯的数据处理范畴，成为保障医疗服务质量与医院可持续发展的核心支柱。随着医疗技术迭代加速和患者需求持续增长，医院面临的财务挑战正呈现多元化特征——从精细化成本控制到战略性预算管理；从科学性财务决策到系统性流程优化，每个环节都对财务管理人员的专业素养与市场洞察力提出了更高要求。

作为一名在医疗财务管理领域有着丰富经验的工作者，我深知医院财务管理对于维护公众健康与生命安全的重要性。在如今这个日新月异的医疗环境中，我们面临着日益复杂的市场环境和不断变化的政策导向，这给医院财务管理人员带来了诸多挑战。

为确保医院在提供高质量医疗服务的同时，实现财务工作的健康、可持续发展，我认为每一个医院管理者和财务工作者都需要具备扎实的财务管理知识和实战经验。这不仅是为了应对当前的挑战，更是为了在未来的发展中抢占先机。

《医院财务管理——从入门到精通的实战策略》正是为满足这一需求而编写的。无论是刚刚接触医院财务管理的新手，还是希望进一步提升自己专业水平的从业者，本书都能成为穿透行业迷雾的行动指南。书中不仅涵盖了财务管理的基础理论，还深入探讨了实际操作中可能遇到的各种问题及其解决方案。

本书共十一章，每一章都紧密结合医院财务管理的实际工作需求，通过丰富的案例分析和实战技巧分享，旨在更加直接地展示相关知识与技能。

在编写本书的过程中，我力求将复杂的财务管理知识以清晰、实用的方式呈现给读者。每一章节都结合了实际案例，旨在帮助读者更好地理解理论知识，并将其应用于实际工作中。此外，书中还配备了大量的图表和工具，帮助读者更有效地进行财务分析和决策。

最后，通过阅读这本书，希望能帮助每一位医院财务管理人员提升自己的专业能力，更好地应对工作中的挑战，为医院的健康发展作出更大的贡献。也由衷地希望这本书能够成为读者在医院财务管理道路上的良师益友，帮助读者从入门到精通，成为一名优秀的医院财务管理专家。

汤海萍

2025 年 2 月 10 日

目 录

第一章　初识财务领域，医院财务管理的重任

在医院从事财务管理工作，绝非仅局限于日常的账务处理和预算编制，其工作成效直接关联医院整体运营效率和患者服务质量。医院财务部门需要精准把控资金分配的合理性，通过动态成本监控体系实现资源优化配置，同时还要遵守各种法律法规，确保财务活动的合法性。此外，随着医疗技术的不断进步和医疗市场的日趋激烈，医院财务管理人员还必须具备前瞻性，能够对未来的财务风险进行预测和规避，为医院的长期发展提供坚实的财务支持。

第一节　踏上医院财务之旅，明确角色定位

多年深耕医疗财务管理领域，我深刻体会到医疗卫生事业的蓬勃兴盛，它不仅承载着医院救死扶伤的神圣职责，更将其打造成为一个错综复杂的经济运作体系。在这样的背景下，每位医院财务人员都应深知自身肩负的崇高责任，明确自身在体系中的独特角色与定位。

以下这家三甲医院的经历，向我们充分展现了医院财务人员明确角色定位的重要性。

随着医疗技术的不断发展和医疗需求的日益增长，某三甲医院迎来了前所未有的发展机遇与挑战。为进一步提升医院的管理水平，确保医疗服务质量与社会效益的双赢，医院管理层决定对财务管理体系进行全面改革，以期通过科学的财务管理手段推动医院的可持续发展。

在改革初期，医院财务部门引入了先进的财务管理系统，实现了对医院收入与支出的实时监控与精细化管理。通过严格控制各项成本，如药品耗材、人力成本等，财务部门成功降低了医院的运营成本，提高了资金利用效率。同时，他们还制定了科学的预算管理制度，确保医院各项开支都能得到有效控制，为医院的长远发展奠定了坚实的经济基础。

在此基础上，医院财务部门进一步利用自身的专业知识，深入分析了医疗行业的发展趋势和市场需求，为医院的战略规划提供了有力的数据支持。在医院的投资决策过程中，财务部门积极参与项目评估，从财务角度对项目的可行性进行全面分析，确保医院投资决策的科学性和合理性。他们还通过优化资源配置，提高了医院的整体运营效率和服务质量。

此外，医院财务部门还密切关注市场动态和政策变化，对医院可能面临的市场风险、财务风险和法律风险进行全面评估。为有效应对这些风险，财务部门建立了一套完善的风险预警机制，确保在风险发生时能够迅速响应并采取有效措施进行化解。通过这一系列努力，医院有效降低运营风险，为自身的稳健发展提供了坚实保障。

通过本次财务管理变革，该三甲医院财务人员成功实现了从“账房先生”到“经济管家”、“战略顾问”和“风险防控者”的多重角色转换。这一变革不仅提高了医院的财务管理水平，更为医院的可持续发展提供了有力保障。

从上述案例中，不难洞悉医院财务人员在医院财务管理体系中所占据的重要地位。在推动医院财务管理工作稳步前行的过程中，他们不仅是不可或缺的参与者，更是经济管家、战略顾问和风险防控者，如图 1-1 所示。

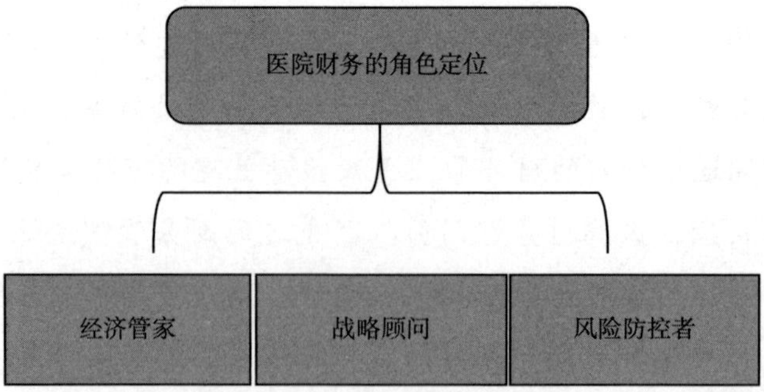

图 1-1　医院财务的角色定位

一、经济管家

既然提及医院财务管理，那么我们最先想到的就是经济发展，所以医院财务人员应该扮演好“经济管家”的角色。他们需要对医院的每一笔收入与支出进行精细化的管理，以确保资金的合理流动与有效利用。

具体来说，可以将“经济管家”的工作概括为以下五个方面。

1. 预算管理

（1）制订年度预算计划，结合医院的发展战略和上一年度的财务状况，对各项开支进行合理预测和规划。

（2）监控预算执行情况，定期对预算执行情况进行分析，对比实际支出与预算的差异，及时发现并纠正偏差。

（3）根据医院经营情况，适时调整预算计划，确保预算的灵活性和有效性。

2. 成本控制

（1）分析医院各项成本构成，识别并控制不必要或过高的成本支出。

（2）实施成本节约措施，如优化采购流程、降低库存积压、提高设备使用效率等。

（3）对医院各科室进行成本效益分析，评估其效益，为医院资源分配提供依据。

3. 资金管理

（1）确保医院资金的充足性和流动性，合理安排资金的筹集和使用。

（2）管理医院的银行账户和现金流，确保资金的安全和准确。

（3）对医院的投资项目进行风险评估和收益预测，为医院投资决策提供支持。

4. 会计核算

（1）准确、及时地记录和反映医院的财务收支情况，编制财务报表和财务报告。

（2）遵守国家财经法规和医院财务制度，确保会计信息的真实性和合法性。

（3）协助审计部门进行内、外部审计，保障医院财务活动的合规性。

5. 财务分析

（1）对医院的财务状况和经营成果进行深入分析，为医院管理层提供决策依据。

（2）评估医院的偿债能力、运营能力和盈利能力，为医院的发展规划提供参考。

（3）对医院的财务风险进行预警和防控，确保医院的稳健运营。

二、战略顾问

随着医院管理水平的不断提升，可以看到的明显变化就是财务人员的角色逐渐从传统的“账房先生”转变为战略顾问。他们需要深入研究市场趋势，分析财务数据，为医院的战略规划提供有力的数据支持。

通过对医院财务人员转型为战略顾问过程的细致分析，可以将该角色的工作内容概括为以下五个方面。

1. 市场趋势与行业分析

（1）监控并分析国内外医疗行业的发展趋势，包括政策变化、技术进步、市场需求变化等。

（2）对竞争对手进行深入研究，了解他们的财务状况、市场策略及优势劣势。

（3）收集并分析行业报告、市场数据，识别潜在的市场机会和威胁。

2. 财务数据分析与预测

（1）运用财务分析工具和方法，对医院的财务报表进行深入剖析，包括收入、成本、利润、资产负债等方面。

（2）建立预测模型，基于历史数据和当前市场情况，对医院的未来财务状况进行预测。

（3）分析医院的资金流动性、偿债能力、运营效率等关键财务指标，为决策提供依据。

3. 战略规划与决策支持

（1）参与医院的整体战略规划过程，提供财务方面的专业意见和建议。

（2）对医院的重大投资项目进行财务评估，包括成本效益分析、风险评估等，为投资决策提供数据支持。

（3）协助医院管理层制定资源配置策略，优化资源利用效率。

4. 绩效评估与改进

（1）设计并实施医院的绩效评估体系，包括财务指标和非财务指标的综合评估。

（2）对医院的运营绩效进行定期评估，识别存在的问题和不足之处。

（3）提出改进建议，协助医院管理层制定并实施改进措施，提升医院的整体绩效水平。

5. 跨部门沟通与协作

（1）与医院各部门保持密切沟通，了解他们的需求和期望，提供有针对性的财务支持和服务。

（2）协调各部门之间的合作，推动医院整体战略目标的实现。

三、风险防控者

深入研究医院财务管理之后，我发现其同样伴随着如同其他行业财务管理一般繁多的风险挑战，如市场风险、财务风险、法律风险等。作为风险防控者，财务人员需要密切关注市场动态，评估医院可能面临的风险因素，并制定相应的风险防控措施。

风险防控者的工作涉及对各类潜在风险的全面识别、评估、监控及应对。以下是风险防控者具体工作的详细描述。

1. 风险识别与评估

（1）密切跟踪市场动态、政策法规变化及行业动态，识别医院可能面临的外部风险（如市场风险、政策风险）。

（2）分析医院内部运营情况，包括财务状况、业务流程、人力资源等，识别潜在的内部风险（如财务风险、运营风险、法律风险等）。

（3）运用定量与定性相结合的方法，对识别出的风险进行量化评估，确定风险的严重性、发生概率及潜在影响。

2. 风险预警机制建立

（1）设计并实施风险预警系统，包括建立风险指标库、设定风险阈值、开发预警模型等，确保及时发现潜在风险信号。

（2）定期或不定期对预警系统进行测试和优化，确保其有效性和准确性。

（3）确保预警信息能够及时、准确地传达给相关管理层和部门，为快速响应提供基础。

3. 风险防控策略制定

（1）针对不同类型的风险，制定具有针对性的防控策略和措施。例如，对于财务风险，可能包括加强预算管理、优化资本结构、提高资金使用效率等；对于法律风险，则可能涉及加强合同管理、完善内部合规体系等。

（2）制定风险应对预案，明确在风险发生时各相关部门的职责和应对措施，确保能够快速、有序地应对风险。

4. 风险监控与报告

（1）持续关注已识别风险的发展态势，跟踪防控措施的执行效果，确保风险得到有效控制。

（2）定期编制风险防控报告，向管理层汇报医院面临的主要风险、防控措施的执行情况及效果评估等信息，为决策提供支持。

5. 风险培训与沟通

（1）组织开展风险防控相关培训，提高全体员工的风险意识和防控能力。

（2）加强与各部门之间的沟通与合作，形成风险防控的合力，共同应对医院面临的各种风险。

第二节　财务管理对医院发展的关键作用

医院是治病救人的地方，是保障人民健康的重要存在，然而，医院的运营与发展不仅关乎医疗技术的进步与服务质量的提升，还与财务管理密不可分。从事财务工作多年，让我意识到医疗机构展现给外界的有条不紊，离不开背后财务管理的良好运营，因此，财务管理的重要性不言而喻，如图 1-2 所示。

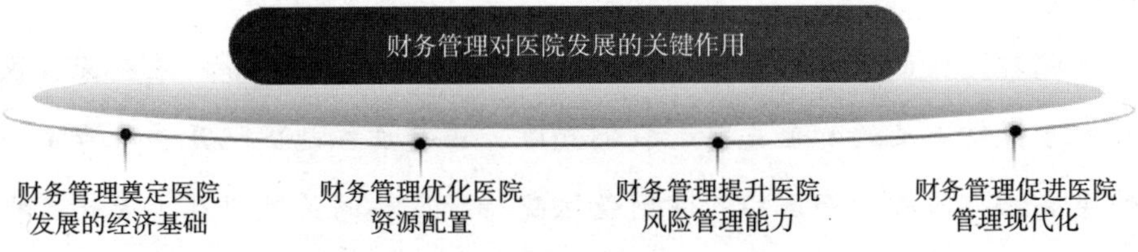

图 1-2 财务管理对医院发展的关键作用

一、财务管理奠定医院发展的经济基础

众所周知，科技的发展使得医疗技术更加先进，主要体现在医疗器械的完备、医疗人员能力的提升等，仔细想来，多个方面的进步都离不开资金的支持，而财务管理人员正是医院资金运作的指挥官。

以预算管理为例，来分析财务管理对医院发展的重要作用。通过精细的预算管理，医院就能够合理地规划每一笔资金的流入与流出，从而确保资金的有效利用。这不仅有助于医院在紧急情况下迅速调集资源，应对突发事件，还能为医院的长期建设和发展提供坚实的经济基础。

例如，可以通过精细化的预算规划与精准执行，以及有效管控医院的运营成本，实现对资金的高效利用。

首先，可以对医院的各项开支进行全面的梳理与分析，明确各项费用的来源与去向，为制定科学合理的预算方案打下坚实基础。其次，在预算编制过程中，充分考虑医院的发展需求与实际情况，将有限的资金合理地分配到各个部门或项目上，确保医院各项工作的顺利进行。最后，通过实施全面预算管理，可以有效地控制不必要的开支，避免资金的浪费与滥用。同时，还可以加强预算执行的监督与评估，确保预算目标的顺利实现。在这一系列的努力过后，便可以降低医院的运营成本，提高资金的使用效率，为医院的可持续发展提供有力保障。

此外，全面预算管理还可以为我们引进先进医疗设备和培养优秀医疗人才提供充足的资金支持。我们知道，医疗设备是医院开展诊疗工作的重要物质基础，而医疗人才则是医院持续发展的关键所在。因此，我们必须注重将有限的资金投入到这些领域，以提升医院的医疗水平和服务质量。

二、财务管理优化医院资源配置

尽管如今的很多资源都愿意向医疗行业倾斜，但并不是可以随意挥霍的，医院资源的有限性要求我们必须进行科学合理的配置。

财务管理可以通过成本核算、绩效评价等手段，对医院各项资源的使用情况进行全面的监控与评估。这有助于医院发现资源浪费、效率低下等问题，并采取相应的措施加以改进。同时，财务管理还能引导医院将有限的资源投入到最需要的地方，如重点学科建设、医疗技术创新等，从而推动医院整体实力的提升。

以某市一家综合性医院为例，这家医院在日常运营中，一直致力于提升医疗服务质量和患者满意度，同时也高度重视成本控制和社会效益的提升。为进一步优化资源配置，医院决定对全院各科室进行深入的成本效益分析。

在成本效益分析的过程中，医院财务部门联合医疗管理部门，通过详细的数据收集和统计分析，发现某内科科室的药品耗材使用存在较为明显的浪费现象。具体来说，该科室在部分常见病、多发病的治疗过程中，药品和耗材的使用量明显高于行业标准，且存在一定程度的不合理使用。

针对这一问题，医院迅速组织专家团队进行深入调研，并与该科室医护人员进行了充分的沟通和交流。通过共同分析，找到了药品耗材浪费的主要原因：一是采购计划不够精准，导致部分药品和耗材积压过期；二是库存管理制度不完善，存在领用不规范、使用不节约的情况；三是医护人员对成本控制的意识不够强，缺乏有效的成本控制手段。

为从根本上解决这一问题，医院采取了以下措施。

1. 优化采购流程

加强与供应商的沟通与合作，建立更加精准的采购计划预测模型，确保药品和耗材的采购量既能满足临床需求，又能避免积压浪费。同时，对于使用量大、价格波动大的药品和耗材，实行集中采购和定期议价，以降低成本。

2. 加强库存管理

完善库存管理制度，建立严格的领用和盘点制度，确保药品和耗材的出入库记录准确无误。同时，引入先进的库存管理系统，实现库存信息的实时监控和预警，及时发现和处理库存异常情况。

3. 提升医护人员成本控制意识

通过举办培训班、讲座等形式，加强对医护人员的成本控制意识教育，让他们充分认识到成本控制对医院发展的重要性。同时，鼓励医护人员积极参与成本控制工作，提出合理化建议和改进措施。

经过一段时间的努力，该内科科室的药品耗材浪费现象得到了明显改善。药品和耗材的采购成本显著降低，库存积压问题也得到了有效解决。更重要的是，通过这次成本效益分析和管理改进工作，医院全体员工的成本控制意识得到了显著提升，为医院的可持续发展奠定了坚实基础。

三、财务管理提升医院风险管理能力

提及医院风险，最先想到的是法律风险，事实上，有很多医院都会因存在难以规避和处理的财务风险而影响日常运营，所以说，财务管理具备提升医院风险管理的能力。

财务管理通过建立健全的风险预警机制，对医院可能面临的各种风险进行提前识别和评估，为医院制定有效的风险应对策略提供有力支持。同时，财务管理还能通过加强内部控制、完善财务制度等方式，降低医院运营过程中的风险隐患。

举例来说，某医院为提升财务管理的效率和精确度，积极引入了一套先进的风险管理信息系统。该系统通过集成大数据分析、云计算及人工智能等前沿技术，成功构建了全方位、多层次的财务风险防控网络。

在日常运营中，该系统能够实现对医院各项经济活动的实时监控，包括但不限于收入与支出管理、资产与负债分析、医疗项目成本控制及医保结算等方面。通过自动收集、整理和分析这些数据，系统能够迅速识别出潜在的财务风险点，并依据预设的预警机制向相关部门和人员发出及时、准确的警报。

这种实时监控和预警功能极大地提高了医院对财务风险的响应速度和应对能力。一旦发现风险迹象，医院管理层可以立即组织专业团队进行深入分析，制定并实施有效的风险防控措施，从而有效避免财务风险的发生或将其影响降到最低。

此外，该系统还具备强大的数据分析和报告功能。通过对历史数据和当前状况的综合分析，系统能够为医院管理层提供全面的财务分析报告，帮助他们更好地了解医院的财务状况和运营绩效，为未来的决策提供有力支持。

总的来说，该医院引入风险管理信息系统后，不仅实现了对财务风险的精准防控，还提升了财务管理的整体水平和效率，为医院的可持续发展奠定了坚实的基础。

四、财务管理促进医院管理现代化

我们所看到的医疗行业被越来越多的人认可，之所以会有此情况肯定离不开有效的改革与创新，这也加剧了医疗市场的竞争压力，使得医院管理现代化已然成为不可逆转的趋势。在此期间，财务管理便发挥着不可忽视的作用，其现代化水平直接影响着医院的整体管理水平。

通过引入先进的财务管理理念和技术手段，如 ERP（企业资源规划）系统、大数据分析等，医院可以实现财务管理的智能化、精细化、高效化。这不仅有助于提升医院的管理效率和服务质量，还能为医院的决策提供更加准确、全面的数据支持。

以某医院为例，为应对日益增长的医疗服务需求及提升管理效能，该医院决定引入先进的 ERP 系统，以期实现业务流程的全面优化与整合。这一举措不仅涵盖了传统意义上的财务、采购、库存管理等核心环节，还深入到医疗服务流程、人力资源配置、患者信息管理等多个方面，真正实现了医院运营管理的全方位升级，使得其管理效率与决策水平大大提升。

第三节　深度理解医院财务管理的核心职责

有些人对医院财务管理不是很重视，他们认为财务人员并不是医院的核心岗位。即便是非核心岗位，但每个岗位都有属于自己的核心职责，而预算管理、成本控制、资产管理、财务分析及风险防控等都属于医院财务管理的核心职责。

例如，可通过下面的案例进行深度解析。

某大型综合医院作为地区医疗服务的标杆机构，年接诊量超过百万人次，拥有数千名员工及先进的医疗设备。然而，医院改革逐渐深入、市场竞争越发激烈，使得传统的财务管理模式难以支撑医院发展，为此不得不做出实质性改变。在这样的情况下，该医院决定启动一项全面的财务管理优化项目，旨在明确并凸显财务管理的核心职责。

具体策略实施如下。

1. 预算管理

该医院成立了由财务、临床、行政等多个部门组成的预算管理委员会，让他们共同参与年度预算的制定、审核、监督与执行。此外，还采用零基预算法，摒弃了一些老旧模式，保证各项预算支出都经得起评估。

2. 成本控制

该医院采用作业成本法，把医疗相关服务细分为多个作业单元，从而可以精准地核算每个作业单元的实际成本。同时，医院还利用成本责任制度，让每个科室、员工都接触到成本控制目标，进而营造全员参与、全员负责的良好氛围。

3. 资产管理

该医院还重视起资产管理，利用信息化手段，建立了资产管理系统，能够实现对医疗设备、药品等资产的全生命周期管理。实施了定期判断、报废处置等制度，保证资产使用与账目相符，加强管理的同时减少资产流失与浪费。

4. 财务分析

该医院从收入、成本与利润等多个维度全面剖析内部财务状况，定期编制财务报表与财务分析报告，为后续工作的提供信息依据。同时，医院还运用了比率分析、趋势分析等方法，发现了诸多财务项目存在的问题与潜在的风险。

5. 风险防控

该医院重视财务风险防控体系的构建与完善，主要包括设立财务风险预警机制、加强内部控制、完善财务审计制度等。面对可以预见的财务风险，医院都可以及时地制定相对应的处理策略与方针。

因为有此次财务管理优化项目的实施，使得该医院明确了财务管理工作的核心职责，同时，在相关职能方面也进行了完善。

分析上述案例，可以清楚地意识到财务管理对医院这样的特殊型企业来说也很重要。如果想要深入地了解医院的核心职责所在，不妨从预算管理、成本控制、资产管理、财务分析与风险防控五个方面进行分析与探讨，如图 1-3 所示。

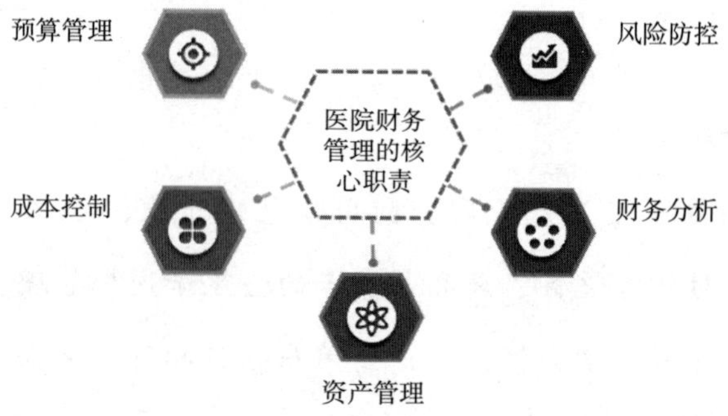

图 1-3　医院财务管理的核心职责

一、预算管理

预算管理是医院财务管理的重要基石。医院可以通过科学合理的预算编制与制定，掌握各项经济活动的财务需求与资源分配，这样能够保证所使用的资金效用最大化。

预算管理的重点在于“预”，所以这项工作不仅要求医院对各个时间段（年度、季度、月度等）的收支进行精细化的规划，还应该对特殊项目、突发事件进行灵活的预见性调整。

通过合理的预算执行与监督，医院就可以及时地发现财务管理中的问题，解决问题的前提是发现问题，既然已经定位了问题，此时医院就可以快速地纠正现有问题，进而保证医院财务目标的顺利实现。

二、成本控制

成本控制是医院财务管理的关键组成。医院是比较特殊的企业，同样需要考虑到成本相关的问题，在日常运营中，药品、人力等多个方面都需要投入成本。

事实上，医院内部的成本消耗往往很大，如果可以合理加强成本控制，医院就可以在维持医疗服务质量的前提下，适当地降低成本输出，并提高经营效率。

为实现精细化成本控制，医院需要建立成熟的核算体系与控制体系：利用核算体系对各项成本进行精准的计量与分析，从中找出成本不合理的地方并进行改进；依托控制体系加强对采购管理、库存管理、人才培训等方面的成本控制，实现全方位的成本把控与设计。

三、资产管理

资产管理是医院财务管理的关键内容。医院的资产涉及固定资产、流动资产等，通过加强相关管理，就可以确保资产的完整安全与有效利用，为日常的运营与发展提供坚实的物质基础。

医院想要实现资产管理，就需要建立完善的管理制度、规划合理的管理流程，对资产的购置、验收、使用、处置等多个环节进行规范化管理。

同时，医院也需要加强对多项资产的清查与盘点工作，保证资产的透明清晰，而且还应该注重资产的保值增值工作，合理地进行资产分配与运用，以此提高资产的有效使用率。

四、财务分析

财务分析是医院财务管理的重要手段。通过正确合理的财务分析，管理层可以清晰地了解自身的财务状况、经营成果与现金流量等实际情况，帮助财务人员发现财务管理中的问题并加以改进。

如果想要完成财务分析工作，医院就需要健全财务分析体系与财务报告制度，只有这样，才能够定期对内部的财务状况进行全面的评价与分析。

另外，财务分析工作要做得有意义，就需要重视财务数据的真实性与准确性，这样才能保证最终分析结果的客观性与可靠性，基于此，医院制定的财务决策也会更有应用的必要性。

五、风险防控

风险防控是医院财务管理的重要任务。和其他企业类似，医院同样并非“常青树”，它随时会面临着诸多的风险，比如，市场风险、信用风险、操作风险等，只有做好对诸多风险的防控，医院才可以维持稳定的运营。

关于风险防控工作，医院可以采取“早发现，早防控”的措施，如果可以及时地发现潜在的风险，医院就可以保证财务安全与稳定，进而维持基本的日常运用活动。

做好风险防控工作，医院就需要建立健全的风险评估与预警机制，利用它对多项风险进行检测、评估与分析，保证能够尽可能早地发现问题，这样才可以为制定方案留有足够的时间与准备。

与此同时，医院也需要加强对财务部门内部的控制工作，规范财务人员的行为举止，致力于降低因操作失误或违规行为而引起的不必要风险出现率。

第二章　财务决策的智囊团

在医院运营过程中，财务决策的智囊团扮演着至关重要的角色。他们如同医院的财务大脑，运用专业的知识和丰富的经验，为医院的战略决策提供有力的财务支持。这个智囊团不仅关注医院的日常财务运营，更着眼于医院的未来发展，通过数据收集与处理，为医院的长远规划提供精准的财务预测和建议。

第一节　数据驱动，为医院战略决策提供财务视角

医院的财务管理同样需要正确的决策，正所谓"指哪打哪"，如果没有决策指导，医院的财务运作就会受阻，更严重的甚至会阻碍日常运营。尽管医院在大众认知里的作用是治病救人，然而处于医院体系之中的人员都知道财务管理过程中决策指导的重要性，如图 2-1 所示。

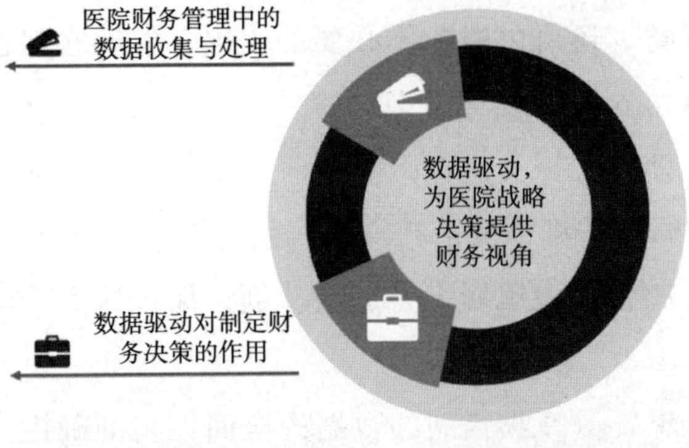

图 2-1　数据驱动，为医院战略决策提供财务视角

一、医院财务管理中的数据收集与处理

在财务人员看来，自己负责的财务管理工作承担着维持医院稳定运营的责任，"人可能会失误，但数据不会说谎"，在用数据说话的背景下，医

院财务管理部门必须重视对有效数据的收集与处理。及时收集数据，才可以避免真实数据的忽略与丢失；认真处理数据，才能够为财务决策的制定提供依据。

1. 数据收集工作的范畴

现在很多医院的财务管理中数据收集工作都很复杂，主要包括门诊收入、住院费收入、药品进购成本、人员薪资支出、设备置办与维护支出等。

（1）门诊收入：门诊收入数据一般包括挂号费、诊疗费、检查费、治疗费等，这些数据都会被准确无误地录入医院的财务系统。

（2）住院费收入：与门诊收入相比，住院费收入更加复杂，一般包括床位费、护理费、手术费、药品费等，在收集数据时需要详细记录。

（3）药品进购成本：收集药品进购成本数据对医院财务运营有很大作用，一方面可以控制进购成本的波动，另一方面也能够掌握进购市场的价格变动，在这两方面的作用下，医院就可以制订合理的采购计划，进而降低采购成本。

（4）人员薪资支出：员工的薪资在医院支出中占比显著，可以通过合理控制人员的薪资支出来达到内部平衡。合理分配员工薪资，不仅可以保障大家的合法权益，还可以避免不必要的支出，能够在保证相对公平的情况下提升医院的效益。

（5）设备置办与维护支出：医院的医疗设备需要很大的资金投入，并且设备后期的维修维护都需要消耗资金，此时就需要及时地收集相关数据，这有利于医院更加合理地规划设备进购计划，保证这方面的资金投入更加有效果。

与此同时，想要保障收集到的数据的全面性与准确性，医院还需要建构数据收集系统，并且不断地进行完善与维护。与早前的数据收集工作不同，如今的医院都在向现代化方向发展，所以可以合理地利用现代信息技术手段，如丰富多样的财务管理软件、信息清晰的电子病例系统等，这些线上数据收集渠道不仅可以简化员工的工作难度，还可以让数据保存更长期、更安全，同时也能够作出准确的数据分析。

当然，任何先进的技术都不能完全地取代人工，即便先进的数据收集系统与软件可以加快工作进度，但是仍旧需要人工进行操作。如果负责相关工作的人员不能准确地录入数据，还是无法保证数据收集的准确性，因此，还是需要认识到人员培训的重要性。医院应该加强对数据录入员工的提升，可以通过培训和考核的形式帮助员工增强工作能力，进而为后续的数据收集与处理打下坚实的基础。

2. 数据处理的方法

对医院财务相关数据进行收集的目的不仅只是为记录，更是为进行合理的数据处理，进而促进医院的日常运营。数据处理环节的工作通常包括清洗、整合和分析，在一系列任务完成后，医院就可以清楚地掌握数据对应周期内的运营情况。

（1）医院财务数据清洗。数据清洗也可以理解为数据筛查与纠错，进行这项工作的目的是保证财务数据的准确性。医院财务人员的数据收集内容有很多，包括门诊收费、住院费用、药品采购、医疗设备管理等，资金有进有出，难免会存在数据冗余、错误、缺失等问题。

数据清洗是发现财务数据问题的过程，针对不同的问题，医院财务人员需要采用相对应的处理方法。针对数据重复问题，可以选择设置独一无二的标志或符号来进行区分、筛选与删除；针对数据错误问题，可以设置合理的数据对比与校验程序来处理，同时也可以增加多次核验的专门流程；针对数据缺失问题，可以根据不同数据类型的特性和业务逻辑展开合理的评估，此时也可以使用插值法来填充数据内容。

比如，某医院的财务数据清洗工作主要依赖于人工审核，由于数据量庞大、种类繁多，所以错误率较高，影响了数据分析和决策的准确性。

面对这样的现状，该医院首先组织财务、信息等部门的专业人员，共同制定了详细的数据清洗流程，明确了数据清洗的标准、步骤和责任人。流程中包括了数据收集、初步审核、详细清洗、复核等多个环节，确保每一步都有明确的操作规范和质量控制标准。此外，还引入了数据质量评估机制，定期对清洗后的数据进行质量评估，及时发现并纠正潜在的问题。

在制定流程的同时，医院还积极寻求技术支持，引入了先进的数据清洗软件等自动化工具。这些工具能够自动识别和纠正常见的数据错误，如格式不统一、缺失值、异常值等，大大提高了清洗效率和准确性。医院还组织了对相关人员的培训，确保他们能够熟练掌握这些工具的使用方法，充分发挥其效能。

经过一段时间的实施，医院的财务数据质量得到了显著提升。错误率从原来的 5% 降低到了 1% 以下，达到了行业领先水平。数据清洗的效率和准确性也得到了大幅提高，为医院的财务分析和决策提供了更加可靠的数据支持。同时，数据质量的提升还促进了医院内部的信息共享和协同工作，提高了整体运营效率。

（2）医院财务数据整合。医院财务管理中的数据不是一串串简单的数字，而是来自不同系统且呈现出不同形式的诸多数据信息，正是因为这些复杂数据信息的存在，才让财务管理工作进行得十分顺畅，从而实现数据共享与互联互通，为最终的财务决策制定提供有效支持。

数据整合工作就是将清洗后的准确数据归纳为有关联的、有效用的数据，那么，如何更好地整合数据就是需要思考与解决的问题。首先，可以规定能够被统一使用的数据标准与规范，包括数据格式、命名规则、编码体系等，这有利于统一整个医院内部的财务数据整合思想与理念；其次，还应该借助技术手段来精确数据整合工作，如数据仓库、数据湖等都可以成为不错的工具。

如果认真地去了解与分析医院的财务运营情况，就可以发现数据整合工作很重要。通过及时合理的数据整合，医院的财务管理负责人就可以快速地获取到准确的财务信息，这不仅有利于对方制定出更加适合医院现状的财务决策，还让后续的财务管理工作更加“顺理成章”。

（3）医院财务数据分析。医院财务数据分析工作对制定财务决策有直接的影响，它是在数据清洗与整合的基础之上，对财务数据进行深入分析的过程。通过正确的数据信息分析，财务管理负责人员能够及时地发现医院现阶段的运营问题，也就可以制定出适用于医院的财务决策。

我们可以从收入结构分析、成本效益分析、患者满意度分析等多个维度进行数据分析，旨在全面、准确地掌握医院的财务发展状况。通过收入结构分析，可以了解医院内部不同科室、不同病种的收入情况，从而实现动态化的医疗服务结构调整；通过成本效益分析，有利于发现成本高效益低和成本低效益高的项目，在情况允许的情况下就可以进行优化；通过患者满意度分析，还能从另一个视角发现医院的问题，在满足患者需求的同时完善医院服务。

二、数据驱动对制定财务决策的作用

在企业进行财务管理的过程中，数据是公认的宝贵资源，能够驱动企业的商业价值。在医院财务管理中，数据驱动的作用照样不容小觑，所以应该重视数据驱动对制定财务决策的关键作用。

数据驱动对制定财务决策的作用主要体现在四个方面：成本控制与预算管理、绩效评估与激励机制、资源配置与投资决策、风险管理与应对策略。

1. 成本控制与预算管理

数据驱动在成本控制过程中，可以实时追踪各项成本流出，包括物资消耗、设备维护、人力成本等。通过对财务数据进行合理的分析，医院可以发现有关成本的很多信息，成本异常问题是现在很多医院财务方面都存在的问题，数据显示的信息可以体现这方面的原因，也就可以帮助医院及时发现并加以应对。

就预算管理而言，数据驱动则可以建立出精确的预算模型，将历史数据导入其中，为后续的分析工作提供信息依据。通过对有效数据的深入分析，医院财务人员就可以预测未来的收入情况与支出趋势，进而制定出具有前瞻性的可行的预算规划。并且，数据驱动下的预算管理不仅可以帮助医院实现预算的动态调整，还可以根据变化的实际情况而随时调整预算分配。

2. 绩效评估与激励机制

绩效评估是医院财务管理中很依赖数据的一项重要业务，尽管大家的工作是实打实的，但是通常也只能从绩效数据上评估出每个人的付出与水平。通过对各项业绩指标的汇总分析，各部门、各岗位的工作成效就可以一目了然，医院财务人员就可以做出准确的绩效评估。基于真实存在的数据展开的分析与评估，可以减少因主观错误判断造成的干扰，以此提高评估结果的公信力与说服力。

医院可以让数据说真话，数据驱动可以为医院的激励选择提供客观、公正、公平的信息依据。通过合理的数据分析，医院就可以准确地锁定出表现优异、能力出众的员工或团队，便可以及时的给予对方相应的奖励和晋升机会。

3. 资源配置与投资决策

现在的医院日常运营与工作都离不开先进设备与技术的帮助，而这些工具大多会蕴含数据信息，可以帮助医院掌握资源配置方面的内容。通过对各项资源的使用情况进行统计与分析，医院就可以优化原本资源配置上的不合理、不均衡问题。比如，可以利用数据分析工具评估医疗设备的使用情况，筛选出需要更新、可以共享的设备等。

事实上，不止医院自身的数据会说话，整个医疗行业的大市场环境也是可以展露出很多有效数据信息的。医院财务人员可以对市场趋势、经济环境、患者需求等多个方面的数据进行分析，得到的信息能用来评估不同投资项目的风险与收益情况，从而制定出合理、合适的投资决策。

4. 风险管理与应对策略

医院财务人员还可以对动态的数据信息进行实时的监控与分析，这可以帮助他们及时发现不同业务项目中潜在的风险，包括各部门的特殊问题和多部门的普遍问题。就比如很多医院会对债务结构、现金流状况等信息进行监测，其目的是未来可以及时发现偿债风险和资金流动性风险，以便及时制定出应对的策略方针。

有风险，就需要有策略，既然风险可以从数据中展示，那么医院财务人员就可以根据风险系数来确定策略数据。通过数据分析和模拟预测手段，医院既可以及时发现潜在风险，也可以预估出解决各种问题需要支出的成本，从而能够制定出“高性价比”的风险应对策略。

第二节　中长期目标的财务规划与执行策略

在探讨医院财务管理的诸多问题时，设置的短期目标可能会根据部门不同、岗位不同而有所区别，但是最终的目标一定是为了医院未来的发展。又因为最终目标是一个宽泛的、无法精确预测的结果，所以为了让员工有动力，医院就需要设立中长期目标，让员工看得到自己的努力所带来的结果，如图 2-2 所示。

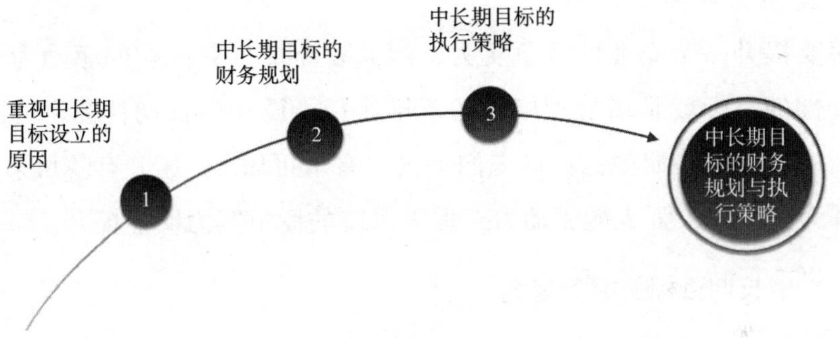

图 2-2　中长期目标的财务规划与执行策略

一、重视中长期目标设立的原因

我们一直在强调中长期目标的设立，而在此之前，首先需要搞清楚为什么医院财务管理要重视中长期目标的设立。医疗技术的不断更新、医保政策的频繁调整、患者需求的多样化等多种问题，是摆在医院发展前的诸多挑战。面对这些挑战，医院需要以战略眼光谋划未来，通过制定科学的中长期发展规划，引领医院在变革中把握正确方向，实现可持续发展。

设立中长期目标对医院的多项业务都很有帮助，具体表现在明确战略定位、优化资源配置和提升竞争实力。

1. 明确战略定位

当医院设立了中长期目标后，就足以证明已然认识到了自身的优势与劣势，因为目标往往都是基于自身实情而设立。相对应的，设立具有可行性的中长期目标后，医院也就可以明确自身在医疗市场的定位，从而可以为后续发展制定出针对性的可应用的发展策略。

2. 优化资源配置

医院是一个内部部门结构十分复杂的特殊性企业，日常的运营不仅涉及资金与人才，还会与设备等诸多资源存有关联。想要保证稳定运营与稳步发展，医院就需要合理地分配这些资源配置。而设立中长期目标，医院就可以根据目标的轻重缓急来合理安排资金支出，这样既能够保证资源的高效使用，又可以为可持续发展奠定基础。

3. 提升竞争实力

想要提升一个企业的竞争实力，就需要让员工有内在的驱动力，而具有创新性的目标就是增加积极性的不错途径。设立中长期目标，可以不断地更新医院的发展期望，让员工们不仅“有事可做”，还“有梦可追”，从而能够为大家注入强大的驱动力，促进医院的竞争实力明显提升。

二、中长期目标的财务规划

医院在进行财务管理的过程中，做好财务规划是首要环节，它应该围绕着中长期目标展开。在很多专业的财务人员认知里，财务规划是实现医院中长期目标的重要保障。不只是医疗行业，任何一个行业、一个企业，如果没有中长期目标作为导向，几乎都很难制定出最准确的财务规划。

下面以某医疗机构为例，来详细分析一下围绕中长期目标进行财务规划的正向效果。

X医疗机构医疗诊断系统优化发展规划

一、机构概况与发展背景

X机构是一家深耕医疗行业的公司，多年来深受患者的信赖与认可。2024年，该机构意识到引进新兴技术已经成为医疗行业发展的新趋势，于是决定投入资源来优化医疗诊断系统，以便提高医师诊断的准确性与实际效率。

二、中长期发展目标

X 机构设立了几个符合企业实情、有可行性的中长期目标，具体如下。

1. 技术实现突破

在未来五年内，将医疗诊断系统在关键疾病（癌症、心血管疾病等）的诊断准确率提高并稳定在 95% 以上。

2. 完成市场拓展

在未来三年内，将研发成功的医疗针对系统推广出去，不仅应用到自己的子公司，也要尽力地推荐给行业内的合作企业。

3. 进行生态建设

未来的发展中，重视诊断准确率的同时也要为生态建设做出努力与贡献，构建以新式医疗诊断系统为核心的医疗生态系统，既要整合医疗资源，又要提高医疗服务水平。

4. 承担社会责任

将研发成功的医疗诊断系统大力推广，不仅可以提高诊断速度和正确率，还可以降低医疗成本，为更多的患者提供全面的优质服务。

三、配套财务规划

基于上述几个中长期发展目标，X 机构也制定出了符合企业现下实情的财务规划。

1. 研发投入

初期，该机构计划投入大量资金用于技术研发和人才引进，确保医疗诊断系统的技术领先性和实用性。这部分投入将占据总预算的较大比例，并随着技术的成熟逐渐降低。

2. 市场推广

当医疗诊断系统构建趋向成熟后，该机构将会加大市场推广力度，如举办学术研讨会、与医疗机构合作开展试点项目等，通过多种渠道扩大市场影响力。市场推广费用将根据项目收入的增长情况逐步增加。

3. 生态构建

在生态建设方面，该机构选择通过投资、合作等方式，整合上下游资源，构建完整的医疗生态系统。这部分投入将根据财务战略适当地进行调整。

4. 风险控制

为确保财务稳健，该机构还计划建立严格的风险管理机制，对研发、市场、运营等各个环节进行风险评估和监控，确保自身能够应对各种不确定性因素。

四、实施成果

经过不懈的努力，X 医疗机构的医疗诊断系统实现了优化升级，对机构、医师与患者来说，都是一件值得高兴的事情。

我们对上述案例进行细致的分析，就会发现中长期目标在整个过程中发挥着难以忽略的作用。尽管最终成效是通过财务规划与实际工作展示的，但是这一切的收获都离不开前期中长期目标的指引。如果医院不能设立符合实情的中长期目标，很有可能导致财务规划失去意义与价值。

医院在进行财务规划时，应围绕中长期目标，从以下几个方面进行。

1. 预算编制

医院应该根据设立并确定的中长期目标制订详细的年度预算计划。在预算计划中，每一项开支的用途、金额及时间都需要明确指出，保证资源合理配置的同时也有记录分析。

“量入为出、收支平衡”是医院在进行预算编制时需要遵循的重要原则，在日常运营中，要在不影响质量的情况下缩减资金支出、在不浪费资金的情况下选择性投资。

同时，预算并不是一成不变的“死计划”，而是需要提前作出对突发事件、政策变化等不定因素的应对，所以它应该保持一定的灵活性。

2. 资金管理

医院应该根据设立并确定的中长期目标布置合理的资金管理工作。从大众视角来看，医院可能只是一个救死扶伤的地方，但是论起内部管理，财务资金却也是维持医院运营运行的重要部分。因此，医院需要加强对现金流的管理，努力让管理更加精细化，进而保证每一笔钱的流入流出都“有理有据”。

此外，想要让医疗条件提升、医疗业务熟练，吸引更多的资金投入是关键途径，所以医院应该积极地拓展自身的融资渠道，包括银行贷款、债券发行、社会捐赠等多种合理方式，它们都可能成为医院扩建规模、更新设备、引进人才的资金助力。

当然，有资金变动的地方，就难以避免地会存在财务风险、资金风险，此时医院就需要做好风险防控，一则是确保融资行为与渠道的合法性，二则是为避免自身陷入债务危机。

3. 成本控制

医院应该根据设立并确定的中长期目标加强日常的成本控制管理。我们可以发现周围很多医院的环境、技术等相比之前都有所提高，与之对应的服务成本也在增高，医院就需要通过有效手段对成本进行合理控制。

一方面，医院可以从优化服务流程入手，这样做的目的就是将原本作用不大的环节选择删除或合并，进而减少无用工作和重复劳动。比如，人工服务固然重要，但是也可以适当地引入信息化系统服务，在降低人力成本的情况下加快服务效率。

另一方面，医院还需要重视对内部的全面管理，尤其是关注员工的服务质量及工作效率，规避一些因为人为操作不当引发的成本浪费和损失。并且，采购成本、耗材成本等细节成本也可以有所变化，医院可以通过批发采购、节能减排等措施来降低诸多成本输出。

4. 风险评估与应对

医院应该根据设立并确定的中长期目标及时地评估与应对潜在风险。医院需要面临的财务风险也不少，它们包括但不限于医保政策调整、医疗服务价格波动等市场风险，患者欠费、供应商违约等信用风险。针对或多或少的风险，医院理应制定相应的措施和解决方案，进而确保这些风险的影响可以被降到最低。

同时，财务风险不仅会影响医院本身的运营，可能还会波及与之合作的其他机构，所以医院需要加强与政府部门、金融机构等的密切沟通与合作，以便构建出完善的财务风险防控体系。

三、中长期目标的执行策略

再完善精美的财务规划，如果不能落到实处，那都是“废纸一张”。因此，在制定财务规划之际，也需要布置相应的执行策略。为确保医院能够实现已经设立的中长期目标，需要将注意力放在以下四点策略上。

1. 明确责任分工

要想实现中长期目标，医院就需要将它细化、分割成一系列具体的工作任务和效果呈现周期较短的小目标，并根据每个部门或每个员工的实际职能去安排和分配工作内容。通过合理的安排与计划，医院就可以最大限度地保证每一项任务都有对应的责任人，从而避免有人推诿责任或消极怠工，这是实现中长期目标的关键保证。

2. 加强监督考核

中长期目标的实现是一项持之以恒、长此以往的工作，离不开医院员工的坚持与努力，同时为维持工作的完善度和员工的积极性，日常的监督与考核也是必不可少的工作。医院应该建立适合内部员工的监督考核机制，以便定期地对各项任务的执行情况进行检查评估。加强监督与评估，可以帮助医院及时发现问题，留有足够的时间去应对与完善，从而为中长期目标的实现注入持续动力。

3. 注重沟通协作

医院的中长期目标，是员工认真工作、努力奋斗的方向，在合适的情况下，可成为员工工作的动力与目标。因此，医院应当加强各部门之间的沟通与协作，这有利于营造团结一致、共同进退的集体氛围。此外，沟通与协作也同时存在于医院与其他关联机构之间，紧密的联系可以从医院掌握更多实时的信息与资料，从而为医院的发展创造良好的外部环境。

4. 持续优化调整

医院中长期目标的实现依托于实际工作的落实，具有指导意义的执行策略是落实员工工作的关键内容，医院需要持续地优化和调整原有的执行策略，进而保证日常工作有作用、有价值。正因为医院所处的外部环境是不断变动的，所以才需要伴随性地优化执行策略，这样能够帮助医院拥有灵活性和适应性，使得可持续发展成为现实。

第三节　利用财务数据优化医院资源配置

医疗市场的竞争态势日趋激烈，这一现状有目共睹，所以增强竞争力、优化服务质量成为医院实现稳定发展的关键，为此，医院就必须对资源进行合理的分配。如何优化资源配置是摆在很多医院面前的一个难题，而财务数据能够反映医院的经济状况，顺理成章地就成为医院资源配置的重要依据，如图 2-3 所示。

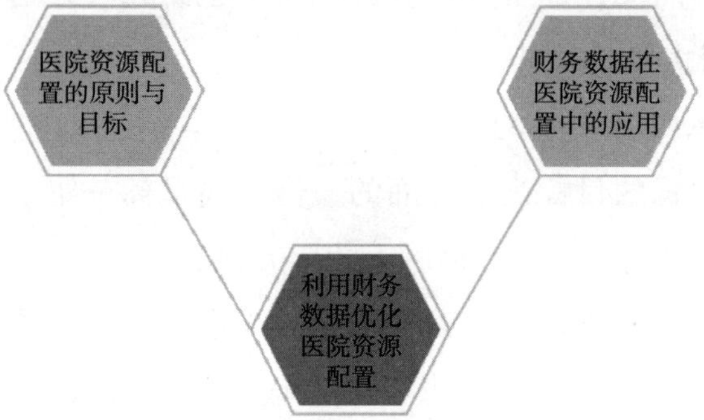

图 2-3　利用财务数据优化医院资源配置

一、医院资源配置的原则与目标

我们之所以将医院视为特殊企业，是因为医院的运营不仅关系到自身，更加关系到患者与社会，其资源分配必须合理有效，这样才能成为让员工忠诚、让患者信服的“良心”企业。因此，医院在规划资源配置的时候，一方面需要遵循一定的原则，另一方面也需要明确目标。

1. 医院资源配置的原则

为确保资源的合理分配与使用价值，医院需要遵循一定的基本原则，通常包括公平性原则、效率原则、可持续发展原则与透明性原则。

（1）公平性原则：患者身份没有高低贵贱之分，病情却有轻重缓急，医院不能因为患者的地位身份、权力财富区别对待，只要是选择就医的患者，都拥有享用与病情对应资源的资格。

（2）效率原则：高效利用资源不仅可以提高医院的服务水平，还可以降低实际的医疗成本，能够帮助医院在消耗较低资源成本的情况下，尽可能地满足患者的诸多需求。

（3）可持续发展原则：一所医院的长久发展可以成为所在区域居民的“定心丸”，所以医院在分配资源时需要将可持续发展考虑在内，确保医院在经济、环境和社会三个层面上的可持续性。

（4）透明性原则：医院的发展对患者和社会有很大的影响，同时也会受到患者与社会的关注，所以在资源配置上也讲究公开透明，在接受社会督促的同时赢得大家的信任。

2. 医院资源配置的目标

医院资源配置的目标是多方面的，但最终目标一定是实现医疗服务质量与效率的同步提高，主要包括以下几个方面。

（1）促进医疗服务普及：医疗行业的扩张与发展为更多的患者带来获得健康的机会，但仍然有不少患者因为缺乏及时的医治而被迫隐忍病痛。通过合理的资源配置与安排，医院就可以保证自身的医疗服务能够普及到更多的地区和群体之中，减少地域与经济限制对患者接受医治的影响。

（2）提高医疗服务质量：对每一家医院、每一个医护人员来说，最希望看到的就是医疗服务的提升，而通过优化资源配置，医院就可以将合适的资源倾斜到合适的业务项目上，从而促进医疗技术水平与医疗服务质量的提高。

（3）降低医疗服务成本：对于医疗行业来说，可以使用的资源往往是较为丰富和充足的，但这并不代表可以随意地使用成本，而是应该让资源流向合适的地方，最好的结果是使用较低的成本提供更好的医疗服务。通过合理的资源分配，医院就可以更好地规划成本输出，从而在维持医疗服务质量与效率的同时降低医疗服务成本。

二、财务数据在医院资源配置中的应用

财务数据在医院的各项管理中都发挥着不小的作用，尤其是在资源配置方面。如果能够合理深入地分析财务数据，就可以展开科学合理的资源分配，利用有限的资源促进医院稳定运营，进而实现医疗服务质量的提升。

以某医院为例，该医院就是充分利用了财务数据，使其在资源配置方面作出了正确的决策与举措。

通过分析各科室的财务报表，该医院发现内科和外科的收入较高，而儿科和急诊科的收入相对较低。为提高整体效益，医院决定将部分资源从儿科和急诊科转移到内科和外科。具体措施包括增加内科和外科的床位数量，引进先进的医疗设备，并提高这些科室的医护人员待遇，以吸引更多优秀人才。

另外，通过财务数据分析，该医院财务人员发现采购成本较高，尤其是医疗耗材的采购。于是，医院决定对采购流程进行优化，通过集中采购和谈判，降低采购价格。此外，医院还加强了对能源消耗的管理，通过安装节能设备和改进能源使用方式，有效降低了水电费用。

通过这些措施，该医院不仅提高了效益，还提升了整体运营效率和服务质量。这一案例充分展示了财务数据在医院资源配置中的重要作用。

分析上述案例，可以了解到财务数据在医院绩效管理、服务提升与成本控制方面的作用。事实上，财务数据对医院资源配置的作用远不止于此，它在人力资源配置、医疗设备配置、药品与耗材配置中同样有所应用。

1. 财务数据在人力资源配置中的应用

（1）评估员工绩效。财务数据信息可以直接展示出员工的收入结构，帮助医院精准地评估员工的绩效水平。基于此，就可以针对不同情况的员工制定出有针对性的激励和奖励措施。如此一来，只要保证采取的措施合理，医院就可以在提高员工工作积极性的同时提升整体的绩效水平。

（2）制订员工培训计划。财务数据还能反映出每一个员工的实际工作能力与个人短板，让医院能够更加深入地了解员工，在拉近彼此关系的同时，让员工帮扶策略更具针对性。能够被招聘入职的员工虽已具备符合岗位所需的能力，但是随着医疗行业的发展和医疗业务的改变，员工也需要不断地成长，因此医院可根据财务数据分析结果为员工提供培训。

（3）优化员工薪酬结构。财务数据还能够帮助医院优化员工薪资结构，让一分努力对应一分收入，从而能够吸引新的人才、留住原有人才。整个医疗行业的薪酬水平理应维持在相对平和的局面，为避免员工出现落差感，医院需要及时分析市场财务数据，了解行业市场的薪资水平，从而制定出有吸引力、让员工满意的薪酬方案。

2. 财务数据在医疗设备配置中的应用

（1）评估医疗设备使用效率。医院里有很多医疗设备，不同设备的使用效率、成本效益有所不同，通过对财务数据的分析，医院可以较为准确地评估出现有医疗设备的使用效率与成本效益。当医院掌握的财务数据信息足够多时，就可以合理地调整设备配置，进而提高医疗服务水平，这不仅可以满足更多患者的需求，还可以提高医疗服务质量。

（2）制订医疗设备采购计划。财务数据不仅仅会记录医院内部的诸多业务数据，也会收集与记录行业与市场的诸多信息，通过合理的财务数据分析，医院就可以了解到多种设备的价格与质量，进而能够选择出性价比较高的设备。对采购人员来说，如果能够掌握设备的质量信息，就可以制订出更加完美的采购计划。

（3）优化医疗设备维护策略。医院会不定时地检查与分析设备的维修成本与使用情况，在这个过程中就可以记录到不少的有效财务数据，再对相关数据进行深入分析后，医院就可以制定出经济高效的维修维护策略。这一举措可以帮助医院降低设备方面的运营成本、延长设备使用寿命。

3. 财务数据在药品与耗材配置中的应用

（1）评估药品与耗材消耗情况。利用财务数据，医院可以评估出不同药品与药材的耗用情况，从而合理计算进购量，避免资源浪费和药品不足的情况出现。通过合理的药品与耗材配置设计，医院一方面可以更好地控制库存成本，另一方面也可以保证及时供应药品与药材资源，提高自身的患者口碑。

（2）制订药品与耗材采购计划。医院的药品与药材并非即取即用，为确保患者能够随时获得所需药品，医院需制定精准的采购计划。在制订药品与耗材采购计划时，财务数据可以提供重要的参考依据，确保采购计划的科学性和经济性。通过分析药品与耗材的采购成本、库存成本和预期需求，医院可以制定出更具成本效益的采购策略。

（3）优化药品与耗材库存管理。通过财务数据分析库存成本和周转情况，医院可以制定出更高效的库存管理策略，确保药品与耗材的及时供应和合理库存。这样实施下去，医院可以有效降低库存成本，减少过期药品和耗材的风险，提高医疗机构的运营效率。

第三章　财务全流程管理

除了对药品与耗材的有效管理，医院财务全流程管理还需涵盖会计管理的精细化操作。这一环节是医院财务管理的核心，旨在通过一系列细致入微的管理手段，确保医院财务活动的规范、高效和透明。通过会计管理的精细化操作，医院能够更准确地掌握财务状况，为决策提供有力支持，同时提升医院的整体运营管理水平。

第一节　会计管理的精细化操作

我们常说“财会不分家”，有财务管理的地方，必然少不了会计管理的身影，同样地，在医院财务管理过程中，会计管理便可以通过精细化操作发挥重要作用。通过会计管理的精细化操作，医院可以实现细致的管理与成本的控制，进而更好地掌握财务状况并做好相关计划安排，使得整体效益与运营效率得到提高，如图 3-1 所示。

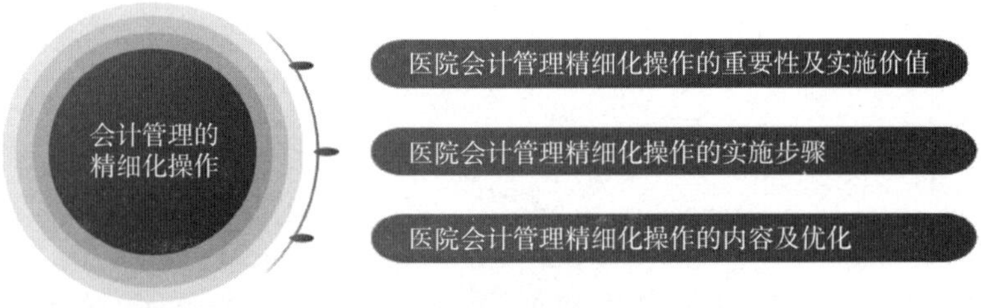

图 3-1　会计管理的精细化操作

一、医院会计管理精细化操作的重要性及实施价值

精细化操作是指医院在进行会计管理过程中，将每个业务环节都进行细化操作，使得每一项财务活动都能够按照既定的规划完成。医院可以通过会计管理精细化操作，确保各项财务活动的顺利进行，因此，可以详细地了解其重要性。

一个实现会计管理精细化操作的医院，往往可以应对更多的风险、面对更多的挑战，通过合理的财务管理实现可持续发展。因为会计管理的精细化操作可以在财务数据准确性与真实性、潜在风险识别与应对、财务信息透明化等多个方面发挥作用。

1. 确保财务数据的准确性与真实性

医院可以通过会计管理的精细化操作实现细致地管理，在做好数据记录的同时保证其准确、真实。在数据准确真实的前提下，医院就可以从中分析出真正有用的信息，从而制定出更好的财务决策。另外，为实现长期稳定的发展，医院管理人员也希望可以掌握更多关键可靠的财务情况，而会计管理精细化操作恰好可以为对方提供这些内容。

2. 识别与应对财务管理的潜在风险

我们知道，越是精细的工作，往往要求就越严格，所以医院的会计管理精细化操作会严格把控细节、重视流程优化，从而帮助医院提前识别潜在风险并作出及时的应对。在财务管理诸多重要的业务内容中，资金安全占据关键地位，也是众多财务人员需要重点关注的项目，而进行会计管理精细化操作时，相关人员就可以及时发现并纠正财务操作中的错误或疏漏，进而避免不必要的经济损失和法律风险，对医院维持稳定运营作用明显。

3. 实现医院财务管理的信息透明化

会计管理精细化操作会将细节化的操作贯穿到每项业务的各个环节，在财务报告信息展示方面同样如此，凡是需要被公众知晓的内容，医院都会做到公开、透明、详细、清晰。通过向大众展示财务状况与运营情况，医院不仅可以拉近与公众的距离以获得公信力，还可以树立良好的形象以吸引更多的患者与合作伙伴，这对后续的稳定长期发展有很大帮助。

二、医院会计管理精细化操作的实施步骤

就目前而言，医院在会计管理过程中实现精细化操作几乎成为必然的选择与策略，毕竟它可以从多个方面促进医院财务管理工作的进展。在这

样的背景下，谁实施得晚很有可能就会落于人后，想要在竞争激烈的行业市场中维持运营，掌握会计管理精细化操作步骤至关重要。

以下是精细化操作的具体实施步骤，可以结合具体案例进行了解。

K医院精细化会计管理改革

业务项目的难度提高、行业内竞争对手的增加，使得K医院管理层意识到安于现状的财务管理不可行，于是，本着多方面优化财务管理的目的，他们决定针对会计管理展开精细化改革，大致内容如下。

1. 定目标、明范围

K医院管理层经过讨论，确定了精细化操作的三大目标：提高财务数据的准确性、降低运营成本、提升财务报告的及时性。同时，将精细化操作的范围确定为门诊收费、药品采购、医疗设备管理、人力资源成本控制等关键业务流程。

2. 做计划、走流程

K医院成立了一个专门的项目小组，负责精细化操作的实施。项目小组制订了详细的实施计划，具体包括以下四个方面。

（1）每月对门诊收费和药品采购部门进行财务数据审核。

（2）每季度进行一次全面的财务分析，包括医疗设备投资回报率和人力资源成本效益分析。

（3）引入先进的财务管理系统，实现数据的实时监控和分析。

（4）对关键岗位员工进行财务管理和系统操作的培训。

3. 定措施、寻方法

项目小组引入了一套集成的财务管理系统，该系统能够实时收集和分析财务数据，同时优化了门诊收费和药品采购的业务流程。并且，K医院还对相关员工进行了系统的培训，确保他们能够熟练使用新系统并理解精细化管理的重要性。

4. 重监控、做评估

K 医院建立了一套监控和评估机制，具体包括以下三个方面。

（1）每月对门诊收费和药品采购部门的财务数据进行审核，确保数据的准确性。

（2）每季度对业务流程的优化效果进行评估，包括成本节约情况和流程效率提升情况。

（3）定期收集员工和管理层的反馈意见，对系统和流程进行持续改进。

通过实施精细化会计管理改革，K 医院成功提高了财务数据的准确性，降低了运营成本，并提升了财务报告的及时性。这些改进不仅增强了医院的财务透明度，还优化了资源配置，提升了整体工作效率，为医院的可持续发展奠定了坚实的基础。

上述案例中 K 医院的策略成功绝非偶然或运气，而是源自医院管理者与负责人对会计管理精细化操作的高度认可与重视。通过仔细的分析与总结，可以将医院会计管理精细化操作的实施步骤归纳为以下几个部分。

1. 确定精细化操作的目标和范围

需要医院管理层明确精细化操作的目标，比如提高财务数据的准确性、降低运营成本、提升财务报告的及时性等。同时，负责相关工作的人员需要确定精细化操作的范围，比如涉及哪些部门、哪些业务流程等。

例如，K 医院在实施精细化操作时，分别确定了目标及范围，其目标为提高财务数据的准确性，范围则限定在门诊收费和药品采购两个部门。

2. 制订精细化操作的计划和流程

在明确目标和范围后，后续工作大多由财务项目相关负责人员完善，他们需要制订详细的计划和流程，确保精细化操作的顺利进行。这项工作主要包括制定具体的时间表、责任分配、资源调配等。

例如，K 医院在实施精细化操作时，制订了包括每月对门诊收费和药品采购部门进行财务数据审核、每季度进行一次全面的财务分析等在内的详细实施计划。

3. 实施精细化操作的措施和方法

在计划与流程工作确定后，医院下一步就可以将更多的精力放在具体措施方法的思考与制定上，目的是将会计管理精细化操作完全地实施下去。此时，医院可通过开展员工培训、优化业务项目流程、引进先进财务处理技术、应用制定财务办公软件等方式，确保精细化管理的有效实施。

例如，K 医院就是在实施精细化操作时，引入了一套先进的财务管理系统，一方面优化了门诊收费和药品采购的业务流程，另一方面也为相关员工提供了系统的培训。

4. 监控和评估精细化操作的效果

目标与范围的确定、计划与流程的制订、措施与方法的实施，这些工作依次完成后，医院会计管理精细化操作看似已经完成，事实上，真正的精细化还需要重视后续的监控与评估，所以医院还需要建立一套完善的相关机制。该机制存在的作用很关键，能够及时审核财务数据、评估业务流程的优化效果、收集不同层级员工的反馈等。

例如，K 医院在实施一系列精细化操作后，还会每月对门诊收费和药品采购部门的财务数据进行审核、每季度对业务流程的优化效果进行评估、定期收集员工和管理层的反馈意见，这些都是为及时发现不当支出以便不断改进精细化操作的效果。

三、医院会计管理精细化操作的内容及优化

一说到财务方面的精细化操作，很多人首先想到的都是日常的进出账，其实并不仅限于此，医院的会计管理精细化操作还涉及很多方面，都需要去深挖和考虑。除此之外，任何的策略与方针要想长期生效，也需要经过不断的完善与优化，医院的会计管理精细化操作同样如此。

1. 医院会计管理精细化操作的具体内容

医院会计管理精细化操作涉及多个方面，一般包括成本核算与控制、财务报表编制与分析、预算管理、资金管理与风险控制等，具体分析如下。

（1）成本核算与控制：进行会计管理精细化操作后，医院可以对多个业务项目的成本进行详细的计算，在此基础上就可以有效地控制成本支出，从而能够更好地优化资源配置。

（2）财务报表编制与分析：医院在会计管理方面实现精细化操作后，就可以编制出准确的财务报表并对其展开深入的分析，那么管理人员也可以及时地了解医院的财务状况，以便于作出合理的决策。

（3）预算管理：医院很多项目的资金安排与使用是可以被提前预算出来的，这些工作主要通过预算编制与执行来实现，而会计管理精细化操作恰好可以促进医院进行合理的预算管理，进而避免不必要资金的使用与浪费。

（4）资金管理与风险控制：会计管理精细化操作在资金管理与风险评估方面也展现出明显的作用，医院可以通过有效的资金管理策略与风险评估机制来应对与识别诸多财务风险，从而维持资金的安全与稳定。

2. 医院会计管理精细化操作的完善优化

对于会计管理精细化操作这种重要的策略方针，医院需要对其进行不断的完善与优化，以此来助力多项财务活动的顺利进行与完成。针对这一需求，医院需要从多个方面进行完善与优化，主要方向如下。

（1）善用财务管理软件和系统：早期的财务数据记录、财务信息记载都需要人工完成，难免会受人力相关的不可控或不可预知因素影响实际结果，而科技的进步为医院的财务活动提供了不少便利与帮助。医院应该尝试引入先进的财务管理软件与系统，并做到“用择善之”，让这些软件或系统成为会计管理精细化操作的助力，从而避免诸多的任务错误。

（2）加强财务人员能力的培训：再先进的技术、再智能的设备，也离不开人力的控制与操作，所以医院在实现会计管理精细化操作的过程中，必须重视对员工的能力培训。医院负责相关工作的员工需要丰富自己的财务知识、提高自己的财务技能，以便更精通对相关业务的处理、对相关软件及系统的应用等。

（3）建立内部控制与审计机制：在进行会计管理精细化操作过程中，可能会存在很多细节上的问题，如果选择忽略不管，很有可能会在扩散的同时增加风险，所以医院需要建立内部控制与审计机制，以便及时地发现并纠正很多财务问题，进而在合适的时间区间内遏制财务风险的发生。

（4）加强与其他部门沟通协作：会计管理精细化操作的实施需要多个部门的努力，大家必须将目标放到一处，因此医院财务部门需要重视与其他部门的合作与沟通，在信息共享的同时也可以提高整体的运营管理效率。

第二节　财务计划的制订与调整

正所谓“计划先于行动”，一切行动的正确性都需要由正确的计划作为先行指导，医院的财务管理也不例外，所以财务计划的制订与调整被很多专业的财务人员认为是重要的财务业务之一。为更好地制订与完善财务计划，医院必须在了解财务计划内涵的基础上采取相应措施，以维持日常的发展与运营，如图 3-2 所示。

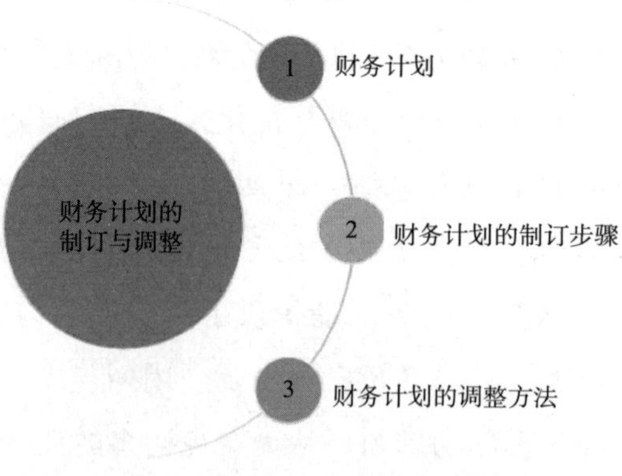

图 3-2　财务计划的制订与调整

一、财务计划

医院的发展离不开经济的助力与铺垫，甚至可以认为，在诸多的财务业务中，制订财务计划是最基础的，如果没有基础，后续的项目工作很难保证不会出错。医院在进行财务管理的时候，理应将制订财务规划放在首位、将调整财务计划贯彻始终。

1. 医院财务计划包含的内容

既然一直在强调财务计划的制订与调整，那么要制定哪些内容、调整哪些内容就成为医院财务人员需要清楚与掌握的信息，也就是说，一个合格的财务计划负责人，必须知晓财务计划包括什么内容，只有这样，才能有所思考、有所作为。

一般情况下，医院的财务计划包含的基本内容有收入预算、支出预算、现金流量预测、资产负债预算、投资计划等，大致介绍与分析如下。

（1）收入预算：医院在阶段性运营工作开展前，需要合理制订每个阶段的收入预算。财务计划中的收入预算主要涵盖医院的核心收入来源，包括医疗服务收入、药品销售收入、政府补贴等。

（2）支出预算：支出预算的规划与收入预算同样重要，甚至更具前瞻性意义。因为医院可以通过财务计划中的支出预算提前做好资金筹备，确保后续的稳定运营。支出预算主要包括医院在一定时期内的各类支出成本，如员工薪资、设备采购、维修费用等。

（3）现金流量预测：除去基本的日常收入与支出，医院的资金还会在其他地方有所流动，而现金流量预测便是对医院在一定时期内的现有资金流入与流出进行预测，其作用是保证医院可以有足够的现金流量来应对随时发生的不可预测情况。

（4）资产负债预算：医院资产主要包括固定资产、流动资产等；医院负债主要包括长期负债、短期负债等，这些信息都可以反映出医院的财务状况。在财务计划中展开对资产与负债的预算，可以帮助医院更清晰明了地掌握自身财务状况，从而有效地降低财务风险。

（5）投资计划：有投资才能有回报，想要实现更好的发展和扩张运营结构，医院就需要合理规划并进行投资，所以财务计划中必须要有投资目标、方向等。一个合理的、可用的投资计划，是指医院在一定时间区间内的投资活动，主要包括设备购入、病房扩建、技术研发等。

2. 财务计划对医院发展的指导意义

计划大多被企业用来指导发展，在医院财务管理中同样适用，有效合理的财务计划对医院的发展可谓是具有不容小觑的指导意义。一个完善、合理的财务计划具有明显的作用，大致分析如下。

（1）确保资金充足：通过制订详细的财务计划，医院可以时刻保证资金充足，面对多样的情况，都足以应对，并维持运营与发展。

（2）提高运营效率：财务计划会对收入与支出做好预算，医院就可以在此基础上提前做好安排，实现资源配置的优化，从而提高运营效率。财务计划的制订，能够在一定程度上控制成本，帮助医院减少不必要的开支，保证将资源使用到合适的领域。

（3）促进战略规划：财务计划是医院长期发展计划中的一部分，如果能够保证其合理性，就可以在资金条件允许的情况下明确长期发展目标，并制定出相应的策略，这对医院增加自身竞争力有很大助力。

（4）降低财务风险：通过制订合理的财务计划，医院就可以进一步掌握实际的资产负债与现金流量，进而能够及时发现潜在的财务风险。发现风险才可以有效应对，这有助于医院维持良好的财务状况，避免因财务问题而影响日常运营。

二、财务计划的制订步骤

既然已经清楚地意识到财务计划对医院运营与发展的关键性，那么如何制订财务计划就成为摆在医院财务人员的一项重要任务。因此，为确保财务管理的顺利实现，医院理应制订一个详细完善的财务计划。以下是一个完整财务计划的大致制订步骤。

1. 分析财务数据

数据是一切行动的基础，在展开一系列财务活动之前，收集与分析财务数据必然是最基础的工作，所以医院财务人员首先需要对之前的财务状况进行详细的了解与分析。财务数据一般包括收入、支出、资产、负债、现金流量等关键的财务指标，对这些数据指标的分析越深入透彻，我们就越可以挖掘出现阶段存在的财务问题，那么就可以有针对性地进行财务规划。

2. 确定发展目标

在对现有的财务数据进行详细的分析后，医院财务人员已经掌握了大致的财务情况，那么就可以制定出具有现实意义的发展方向目标。所谓的现实意义，就是指符合医院现状且具有一定的前瞻性的目标，医院只要保证行动合理就可以实现。明确未来发展目标与方向后，医院就可以为工作人员合理分配工作，进而确保可持续性发展。

3. 制定具体指标

基于明确的发展目标与方向，医院财务人员就需要将长期目标划分为多个小目标或阶段性目标，可以将其认为是具体的工作指标。比如，在多久的时间内实现多少的收入增长、购入多少的设备需要消耗多少的资金等，这些都可以在财务计划中详细地展现。通过设定具体的指标，医院不仅可以为员工的财务工作提供指导方针，还可以监控到财务管理的工作过程。

4. 编制财务预算

财务计划的关键作用是对后续发展的财务工作作出准确的预算，所以编制财务预算就是最后的收尾环节，它主要包括制定不同时间区间的预算，比如年度预算、季度预算、月度预算等。在进行预算编制的过程中，医院需要充分考虑内外部因素，内部因素是指自身的现状，外部因素则是指市场环境变化，这样做的目的是确保各项财务活动能够在预算范围内进行，进而实现稳定发展与运营。

三、财务计划的调整方法

财务计划一经制订并投入应用后，就开始发挥指导性作用，但是财务计划的作用往往更讲究及时性，所以如果财务目标实现周期拉长，财务计划的内容就需要作出调整。想要保证财务计划的适用性与有效性，医院就需要采取一系列的科学方针来面对与处理可能出现的偏差。

财务计划中的问题是多样的，针对不同的问题，可以采取不同的方法。以下是一些较为具体的财务计划调整方法，可以透过相应情况的案例加以了解。

1. 识别财务计划执行中的偏差

制订财务计划的目的是制定策略。在实际执行过程中，问题难以避免，因此应该认真识别财务计划执行中的偏差。该调整方法要求医院财务人员定期分析财务数据，通过比对财务结果与财务预算指标之间的区别，医院就可以精确定位其中的偏差。

2. 分析偏差原因并采取措施

发现财务计划中的偏差可以有针对性地处理相应的问题。然而，如果不能从源头解决问题，偏差仍会反复出现，所以还应该尝试分析偏差原因并采取正确的处理措施。医院在分析偏差原因时，可以从多个角度出发，如市场环境、内部现状等。

私营医院成本支出偏差的应对管理

一、成本偏差问题的发现

某家私营医院在进行月度财务审查时，发现其成本支出出现了显著的偏差，即实际支出超出了预算。

二、成本超支的主要原因

经过深入分析，医院管理层确定了几个导致成本超支的主要原因。

1. 市场物价提高

由于通货膨胀或季节性因素，医院所需的一些医疗用品、药品和设备的价格上涨，采购成本增加。

2. 竞争对手调价

周边的医疗机构可能调整了服务价格，迫使该医院为保持竞争力而不得不调整自己的价格策略，这可能包括提高某些服务的收费，进而影响到整体成本结构。

3. 产品质量问题

医院采购的一些产品可能存在质量问题，导致需要更频繁地更换或维修，增加了额外的成本。此外，质量不佳的产品可能影响医疗服务的质量和效率，间接导致成本上升。

三、应对成本偏差的具体措施

针对这些原因，医院可以采取以下措施来应对成本支出偏差。

1. 重新谈判供应商合同

与供应商重新谈判，争取更优惠的价格或更长的付款期限，以减轻成本压力。

2. 采购管理优化

改进采购流程，采用集中采购和批量采购策略，以获得更好的价格和条件。同时，引入更严格的供应商评估和选择机制，确保采购的产品质量。

3. 成本控制措施

实施更严格的成本控制措施，如审查所有非必要的支出，减少浪费，提高资源利用效率。

4. 价格调整策略

根据市场情况和竞争对手的定价策略，适时调整自身服务的价格，以在保持竞争力的同时确保财务健康。

5. 质量管理提升

加强内部质量控制，确保采购的产品和服务符合标准，减少因质量问题导致的额外成本。

6. 预算管理改进

改进预算编制和监控流程，确保预算的准确性和及时性，以便更有效地控制成本。

四、实施效果

通过这些措施，医院可以更好地管理成本支出，减少偏差，并确保财务稳定和可持续发展。

3. 灵活调整财务计划指标与预算

处理偏差、分析原因的作用大多是即时性的，而灵活调整财务计划指标与预算则是一个长期性的调整方式。在识别偏差并分析清楚具体原因后，医院财务人员就应该根据实际情况对财务计划作出合理的调整，以保证财务运营能够回归正轨。

4. 定期评估并更新财务计划

财务计划中的问题可以分为显性与非显性，其实大多数问题都不是摆在明面上的，都需要经过详细的分析才可以锁定与明确，所以医院财务人员就需要定期地评估并更新财务计划。医院应该设立定期的评估机制，如规定每月、每季度或每年进行一次细致的评估活动。通过准确的评估，医院可以及时发现偏差并作出准确分析，以此保证计划调整工作的合理性。

例如，某家私立医院在年度中期发现市场环境发生了重大变化，面对这些挑战，医院管理层意识到原有的销售策略已经不再适用。

为应对市场变化，医院决定重新制订销售计划。新的销售策略着重于以下几个方面。

1. 强化服务质量

医院加大了对医护人员的培训力度，提升服务态度和专业技能，以提高患者满意度和口碑传播。

2. 发展特色专科

医院根据自身优势，发展了几个特色专科，如心血管疾病治疗中心、肿瘤治疗中心等，以吸引特定患者群体。

3. 推广互联网医疗服务

医院建立了自己的在线问诊平台，并与第三方互联网医疗企业合作，提供在线咨询服务，拓宽服务范围。

4. 优化收费结构

医院对收费项目进行了梳理，取消或降低了部分非必要的高收费项目，增加了性价比高的服务项目，以吸引价格敏感的患者。

为支持新的销售计划，医院相应调整了财务预算。预算调整包括以下方面。

（1）增加对医护人员培训的投入，以提升服务质量。

（2）投资于特色专科的建设，包括购买先进设备、引进专业人才等。

（3）加大对互联网医疗服务的投入，包括平台开发、维护和市场推广费用。

（4）重新评估和调整各项服务的收费标准，确保财务的可持续性。

通过这些调整，医院成功地适应了新的市场环境，不仅提高了患者的满意度，还提升了在激烈市场竞争中的地位。

第三节　财务程序的优化与创新

财务程序涵盖了医院财务活动的多个环节，能够将财务数据、业务流程与财务管理工作连接起来，因此，财务程序的作用对医院内部包含财务管理在内的多项管理活动的开展都有所助力。为了能够更好地实施财务活动，需要重视对财务程序的优化与创新，如图 3-3 所示。

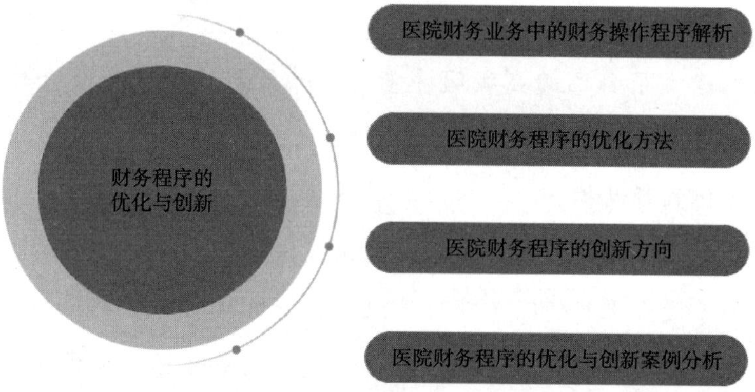

图 3-3　财务程序的优化与创新

一、医院财务业务中的财务操作程序解析

财务程序的构建、优化与创新无可厚非的是医院的一项重要财务业务，几乎所有的财务活动都需要流经该程序才可以顺利地完成，因为它涉及多个部门的多名员工的协同合作。而在财务程序优化与创新之前，医院必须认识到其对后续发展的影响，并深入分析现状。

1. 优化与创新财务程序对医院发展的影响

医疗行业的竞争压力毋庸置疑，不仅业内的经营者和从业者能够感受深切，大众也几乎能感受到医疗行业的激烈竞争。面对这样的境遇，谁可以稳定运营、加快发展，谁就可以先行拥有更强的竞争力。正因如此，现在越来越多的医院开始重视对财务程序的优化与创新。

（1）财务程序在优化后，医院财务人员在管理资金时就可以提高自己的效率，一方面可以保证医院的资金精准快速地流向正确的地方，另一方面还可以减少浪费，这样就可以提高资金的利用率。

（2）创新的财务程序会引入先进的财务管理工具和技术，它们会对财务数据作出更准确、更及时的记录，医院在做财务决策时就可以安心地使用这些数据信息，既能够保证质量、又可以节省时间。

（3）财务程序的优化与创新是对财务活动中多个环节的整体完善，在此过程中，医院的内部控制体系也会得到完善，所以财务人员就可以准确地预测风险、及时地发现风险并正确地应对风险，从而保证医院的稳定运营与发展。

2. 当前医院财务程序存在的问题

公立医院的整改、私立医院的完善、医疗机构的增加，无不昭示着医疗行业人员应该重视对运营工作的把控。此时，优化与创新财务程序工作就很有必要，在这之前分析财务程序存在的问题最为关键。这些问题的存在，不仅是简单影响医院的效益，如果长此以往地放任下去，还有可能对医院的整体发展产生不良影响。

当然，不同医院的财务程序存在的问题可能不同，我们不能逐个分析与罗列，但是可以梳理并解一些普遍存在的问题，主要有以下几个。

（1）财务程序烦琐或不规范：很多时候，医院财务人员在处理相关业务时，会发现很多简单的工作经过财务流程后却变得很复杂，其实有很多不必要的财务程序完全可以进行删改；另外，也有很多财务程序不太规范，比如很多医院对审计工作很敷衍，平时看起来没有什么问题，到最后清算账目时却发现不少“糊涂账”。

（2）财务程序信息化程度不高：尽管新兴技术已经进入医疗行业，但是仍有很多医院还在依赖纸质文件与人工记录，这样不仅会增加人力成本，还容易出现人为错误。同时，因为信息传递的媒介传统，导致财务信息传递速度变得缓慢，对各部门的协同进步来说也是一种阻碍。

（3）财务人员专业素质不足：医院渴望实现可持续发展，就需要解决发展道路上的诸多问题，面对变化不定的财务问题，财务人员如果还是应用原有的知识与技能，很有可能会跟不上时代发展的脚步，所以医院必须重视对财务人员的专业素质和能力的培训。

（4）财务程序缺乏监督与内控机制：财务活动的顺利进行，离不开严格的观察监督与内部控制，如果没有内控监督，可能一些财务人员就会滥用职权进行不正当的财务操作。当这样的情况出现，不仅会影响其他工作人员的基本权益，还会损害医院的财务利益，更有可能会引发财务相关风险。

二、医院财务程序的优化方法

优化财务程序不是说说而已，任何财务举措都需要付诸实际行动才可以，医院想要优化原有的财务程序，发现存在的问题是前提，而如何进行合理正确的优化是关键。因此，需要掌握适合医院应用的财务程序优化方法，如财务流程再造、引入先进软件、数据驱动决策、应用自动化和智能化技术等。

1. 财务流程再造

实施财务流程再造策略，医院就需要对现有的财务程序展开全面细致的审视与分析，力图找到其中不合理的地方，在此基础上作出准确有效的整改优化。流程再造工作可以在很多环节中进行，比如对审批环节进行简化、对报销流程进行优化、对财务报告进行准确性与及时性的提高等。经过再造的财务程序，可以让医院财务活动的每个环节都能够实现效率提升，从而保证财务数据的准确无误。

2. 引入先进软件

优化财务流程不仅是更正错误，提高效率也很关键，那么我们就可以引入先进的财务管理软件，如 ERP 系统、财务管理系统等，正确的引入可以提高财务工作的自动化程度。这些软件往往都是开发者经过多次的试验投入后才投放到市场上，一般适用于多种形式、多种规模的医院，所以在确定可应用性后，医院就可以积极地引入并应用到日常工作中，从而提高财务工作的效率。

3. 数据驱动决策

我们都比较认可一句话："数据是决策的基础"，如果没有准确有效的数据支撑，医院在制定财务决策的时候就会缺乏正确的判断。我们在制定财务决策时，往往需要带有预测性，那么该拿什么预测未来？答案必定是现在，而掌握现在的实际情况就需要获得关键的财务数据。比如，医院在对患者费用数据进行全面细分后，就可以合理地优化收费结构，进而助力服务质量的提高。

4. 应用自动化和智能化技术

自动化与智能化技术已经广泛存在于多个行业内，医疗行业也不例外，如果我们不能跟上大家的脚步，就容易成为落后者。应用自动化和智能化技术的好处很明显，主要体现在效率提高、准确无误与风险规避上。比如，人工智能技术可以准确分析财务数据，提高财务分析的效率；精准的机器算法可以合理预测，进而提前发现潜在风险并加以规避；借助自动化技术进行财务报销，可以确保数据掌握的准确性。

三、医院财务程序的创新方向

我们在优化财务程序的同时，也需要思考怎样去创新。优化财务程序可以借鉴其他行业、企业经验，但基于自己医院实际情况创新的财务程序往往更有针对性，因为其在财务活动中能更贴合实际需求，运行也会更加顺畅。

那么，医院进行财务程序的创新，该从哪些方向入手呢？在不少专业人士看来，实现数字化转型、善用人工智能与机器、应用区块链技术、引入云计算都是不错的选择。

1. 实现数字化转型

在前面也提到过，传统的纸质记录与手工操作在一定程度上已经跟不上时代发展，现在很多医院都已转变为电子化与数字化的管理方式。医院要想创新财务程序，就需要将数字化转型提上日程，这不仅可以提高财务数据的准确率和实时性，还可以保证财务决策的针对性与可实施性。

2. 善用人工智能与机器

在优化财务程序时，已经强调过人工智能与机器的重要性，但是，医院想要创新，还需要做到善用人工智能与机器。只是简单的会用只能满足现有的财务工作需求，如果能够更加深入地开发人工智能与机器的功能，在得到实际收获后就可以定向地创新财务程序，从而让医院的财务业务进行得更轻松、更简单。

3. 应用区块链技术

区块链技术广泛应用多个领域，其核心优势在于去中心化、透明性和安全性。医院在应用该技术后，可以将财务数据进行区块化处理，从而能够有序分明地创新财务程序，确保财务工作顺利完成的同时也能不断地提高效率。比如，可以将区块链技术应用到药品供应链管理中，就可以准确地追踪药品的来源，从而杜绝假冒伪劣药品流入市场。

4. 引入云计算

提及云计算，很多人会觉得医院财务运营并不需要应用到它，那是因为大家忽略了其具备的诸多优势。医院在集中储存和管理财务数据时，需要保证数据的可访问性和可靠性，这种情况下，就需要引入云计算。在医院财务管理过程中，同样有很大的数据体量，云计算具备的强大计算能力，完全可以支撑财务人员进行的大规模数据处理与分析，进而帮助他们减轻不少工作压力，也能制定出具有说服力的财务决策。

四、医院财务程序的优化与创新案例分析

为提高财务效率、降低成本并增强竞争力，许多医院开始寻求财务程序的优化与创新。对于成功的医院案例，可以进行适当的分析与学习，以下是一些具体的案例分析，可以挖掘其中的实践经验。

案例一：引入先进财务管理系统，实现财务数据自动化处理

A医院拥有悠久的发展历史，是在当地深受患者信任的医院，但是2024年，也收到了不少患者的吐槽与差评。为此，医院成立调查小组去探究与分析其中缘由。

经过一段的时间的调查，医院调查小组终于确定了问题所在，原来是因为医院一直应用传统的手工记账方法。当大家都在手工记账时，每个医院都会存在进度缓慢、数据错误的情况，A医院凭借其他方面的优势获得认可。但是其他医院应用先进财务管理系统后，该医院这方面的弊端就显现出来了。

为改变现状，A医院决定引入先进的财务管理系统。在这之后，新系统通过自动导入各类财务数据，大大减少了人工操作的环节，提高了数据处理的准确性和速度。此外，系统还具备强大的数据分析功能，能够为医院管理层提供实时的财务报告和决策支持。

案例二：优化财务流程进行创新

B医院是一家很重视财务工作细节的医院，内部的员工一直认真工作、恪守本分，为医院的长久发展而不断努力。2024年，该医院却出现了一些问题，不少员工反映报销周期太长，影响后续工作。面对此种情形，医院意识到优化财务流程势在必行。

通过重新设计财务审批流程，B医院简化了烦琐的审批环节，缩短了报销周期。具体来说，该医院采用了电子审批系统，实现了报销流程的线上操作。员工可以通过系统提交电子报销单，相关领导可以直接在系统中进行审批，极大地提高了工作效率。同时，系统还设置了权限管理，确保了审批流程的合规性和安全性。

案例三：尝试创新成本控制管理

C医院资金实力雄厚，有很多强有力的股东在背后做支撑，但是有钱不是挥霍的理由，不少股东觉得医院很多成本支出不合理，所以表现出不满的态度。为获得股东的深度信任，该医院决心进行成本控制方面的整改。

C 医院选择引入全面预算管理，它会对各项支出进行严格的预算控制。预算管理不仅涵盖了传统的财务预算，还包括了人力资源预算、物资采购预算等多个方面。通过全面预算管理，医院能够更好地控制成本，避免浪费，从而提高了财务管理水平。

案例四：财务信息化建设方面的成效

D 医院是一家社区医院，近些年来，该社区的人员流动量很大，对内部财务人员来说，需要共享和传递的信息越来越多，如果缺乏合适的平台支撑，就会延误不少工作的进展，所以该医院决定设立信息共享平台。

根据实际情况建立财务信息共享平台后，D 医院实现了各部门之间的信息互通。财务部门可以实时获取其他部门的财务数据，从而进行更准确的财务分析和预测。此外，信息共享平台还为该医院与外部机构的合作提供了便利，促进了资源的优化配置。

对以上案例进行合理分析后，可以看出每家医院都在财务程序的优化与创新方面取得了一定的成果。这些成功实践不仅提高了医院的财务效率，还增强了医院的整体竞争力。因此，几乎可以确定，优化与创新财务程序是助力财务管理的关键途径，甚至在未来都可能影响着诸多医院的财务运营与发展。

第四节　内部审计的严谨执行

医院的财务业务有很多，这些业务一般没有明确的先后顺序，但是一般情况下，内部审计是多项业务完成后才开始进行的业务。该项业务的顺利进行，不仅可以保证财务合规透明，还可以提高医院的整体管理水平。如果想要保证有效完成内部审计，医院就需要建立科学规范的审计流程，并保证其能顺利执行，如图 3-4 所示。

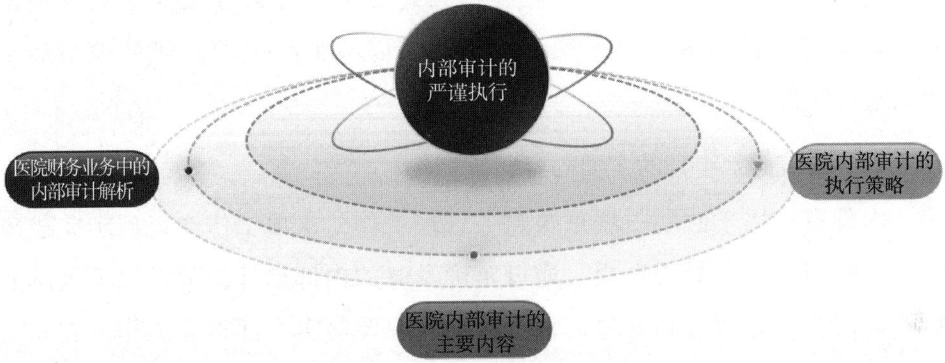

图 3-4　内部审计的严谨执行

一、医院财务业务中的内部审计解析

医院内部审计是指在医院内部进行的一种独立、客观的监督和评价活动，它通过系统化和规范化的方法，对医院的财务、运营和管理等方面进行全面的审查和评估。医院进行内部审计的目的主要是提高医院的运营效率，旨在保证财务报告的准确性，促进合规性，同时增强内部控制的有效性。

医院内部审计的重要性体现在以下方面。

（1）发现并应对潜在风险：负责审计的人员需要对医院各项业务的流程进行仔细的审查，之后便可以识别出潜在的财务风险，比如财务舞弊、管理漏洞、操作失误等，在此基础上便可以制定并应用有效的防范措施。

（2）提高运营效率与管理水平：审计人员的主要职责还包括评估与优化业务流程，在这个过程中，他们可以发现相关流程中存在的一系列问题，从而给出有针对性的改进建议，帮助医院优化资源配置，进而达到减少浪费，并提高运营效率与管理水平的目的。

（3）保证财务数据准确可靠：审计工作会对财务活动期间涉及的财务数据进行详细的审查，如此一来，审计人员就可以及时发现隐藏在财务报表中的错误和不规范之处，就能够在保证财务数据真实透明的情况下，获得利益相关者的更多信任。

（4）促进医院合规性运营：审计人员还需要对医院各项流程与政策进行审查，他们就可以保证医院在运营过程中严格遵守法律法规和内部规章，避免诸多违规操作的出现，进而可以减少相关的法律风险与经济损失。

二、医院内部审计的主要内容

内部审计属于医院一项重要财务管理工作，这项工作能否顺利完成决定着医院财务运营是否合规。通过正确及时的内部审计，可以保证医院的财务、运营等方面得到有效监督与评估。想要落实内部审计工作，首先需要了解其内容有哪些，具体而言，医院内部审计的主要内容包括以下几个方面。

1. 财务收支审计

财务收支审计是对医院的日常收支情况进行审计。在此项审计工作中，审计人员需要对医院的收入来源、支出项目、收支平衡情况等进行全面细致的审查，旨在获得真实有效的财务数据。比如，针对医院的收费系统，医院审计人员就可以检查其规范性，从而检测出是否存在乱收费、乱定价情况；还可以审查支出账目，检测各项财务活动中是否存在过度支出及浪费现象。

例如，某医院在进行财务收支审计时发现，部分药品采购价格高于市场价格，导致医院成本增加。经过审计人员的进一步调查后发现，采购部门存在受贿行为，其中有人员与供应商勾结，存在采购价格虚报现象。分析这一案例，明确知道医院应该加强对采购环节的监督，进而保证财务收支的合理合规。

2. 内部控制审计

内部控制审计主要是对医院内部控制系统的设计与运行情况进行审计。审计人员需要对医院的内部管理制度、流程控制要求、风险防范措施等进行仔细的评估，旨在让内部管理有效地完成。比如，在财务管理过程中，需要对审批流程展开检查并确定其是否合规、是否存在漏洞。

例如，某医院很重视对内部控制的审计，某次审计人员发现药品库存管理存在较大漏洞，导致药品过期损失严重。针对已经存在的问题，相关审计人员认为医院应该加强库存管理，定期进行药品盘点，及时处理过期药品。通过严格的落实，医院完善了库存管理制度，减少了损失。

3. 专项审计

专项审计主要是对医院在特定领域的审计需求进行审计。在此期间，审计人员的工作任务是对医院各项特定项目或业务进行深入的审查，旨在引导其向合规、有效的方向发展。比如，当我们认真地对医院的科研项目、基建工程等进行专项审计，就可以在很大程度上保证其顺利进行。

例如，某医院在进行基建工程专项审计时发现，工程招标过程中存在不规范操作，导致中标单位资质不足。于是，了解到实际情况的审计人员建议医院加强招标管理，确保招标过程的公开、公平和公正。通过有效地落实相关管理政策，该医院很快地规范了招标流程，提高了基建工程的质量和效率。

三、医院内部审计的执行策略

内部审计作为医院财务业务中很重要且关键的一项工作，如果落实相关工作已成为很多医院必须认真思考的问题。想要有效地执行内部审计，需要制定合理的执行策略，这样才可以保证审计工作顺利完成且取得成效。

那么，医院内部审计的执行策略有哪些呢？我以为有建立专门的部门、制订详细的计划、采用科学的方法、加强员工的培训、建立完善的机制等都是合理的重要策略。

1. 建立专门的部门

医院的内部审计是一项精细化的工作，需要具备专业能力的员工投入足够的精力，因此需要建立一个独立的内部审计部门。该部门的职责相对比较复杂，一方面员工需要具备专业知识和实践经验，以保证可以准时、准确地完成审计任务；另一方面管理人员还需要及时向高层管理者汇报工作，以维持该部门的独立性与权威性。

2. 制订详细的计划

医院涉及内部审计的业务有很多，如果没有清晰的指导计划，员工很难有条理地分配工作，而审计计划恰恰可以帮助我们明确审计的目标、范围和时间安排。审计计划的内容主要涵盖财务报表、内部控制等方面的审计事项，这些内容不是随便设置与规定的，而是需要结合医院的实际情况和风险评估结果来确定。

3. 采用科学的方法

对于审计人员来说，仅仅只有理论知识是不够，要想更好地落实审计工作，就需要采用科学的审计方法和技术，而借助技术来助力工作也是审计人员需要具备的能力之一。比如，可以将审计软件、数据分析工具等信息技术手段应用到数据处理与分析中，它们可以帮助我们快速、准确地识别潜在风险。

4. 加强员工的培训

医院需要加强对审计人员的多方面能力培训，既要培训他们的基本工作能力，也要重视对他们素质能力的培养。承担内部审计工作，具备相应的专业能力是基础。与此同时，也要意识到自己的工作性质需求，审计人员理应遵守职业道德和保密原则，要保证日常工作的公正客观，也要防止医院重要数据信息的泄露。同时，审计人员还需要有一定的沟通能力，旨在加强与其他相关部门的协同合作，促进审计工作的顺利落实。

5. 建立完善的机制

内部审计是一个独立的部门，但是工作内容却不是独立的项目，既要从其他部门收集信息，又要将审计结果反馈和报告到相应的部门。基于此，就需要建立完善的内部审计机制，保证能够定期地向管理层和相关部门提供审计结果及改进建议。同时，医院也应该建立激励机制、问责机制等，保证能够对审计中发现的问题进行追责，达到奖罚分明的目的。

第四章　成本控制的艺术

成本控制是医院财务管理的核心要素，它在确保提供高质量医疗服务的同时，实现运营成本的有效管理与降低。这一过程不仅关乎医院资源的优化配置，更是维护患者利益的重要手段。医院需要确立与自身发展战略相匹配的成本控制目标，这些目标应兼顾短期效益与长期发展，确保其具体且可衡量，从而为医院各级人员提供明确的工作方向。为实现既定目标，医院需对各类成本进行全面且深入的分析与核算，具体包括直接成本与间接成本的准确划分，以及对成本驱动因素的细致探究。通过精确的成本核算，医院能够清晰掌握各项成本的构成及其分布，进而为制定切实可行的成本控制措施奠定坚实的数据基础。

第一节　深入剖析医院成本结构

想要控制成本，首先需要明确医院成本结构。深入分析后，我们可以了解到医院成本一般涵盖直接成本和间接成本，具体包括人力成本、设备折旧、药品和材料费用、水电费等。

例如，某医院想要提高运营效率，通过探索分析，管理人员意识到需要加强成本管理。于是，医院决定对直接成本和间接成本进行详细的分析。

一、直接成本分析

直接成本是指直接用于医疗服务提供过程中的成本，包括但不限于以下几类。

（1）人力资源成本：医生、护士、技术人员和其他医疗人员的工资、奖金和福利。

（2）材料成本：医疗耗材、药品、试剂等的购买成本。

（3）设备折旧：医疗设备的购置成本按使用年限分摊的折旧费用。

（4）服务成本：如外包的清洁、安保、餐饮等服务费用。

【案例分析】

在对直接成本的分析中，医院发现人力资源成本占比最大，尤其是医生和高级护理人员的薪酬。通过优化排班系统和提高工作效率，医院成功降低了部分人力资源成本。同时，通过集中采购和谈判，材料成本也得到了有效控制。设备折旧方面，医院对老旧设备进行了更新换代，提高了设备使用效率，降低了单位服务的折旧成本。

二、间接成本分析

间接成本是指不直接用于医疗服务提供，但与医院运营相关的成本，具体包括以下几点。

（1）管理费用：行政人员工资、办公用品、水电费等。

（2）维护费用：医院建筑和设备的维护保养费用。

（3）营销费用：广告宣传、市场推广等费用。

（4）财务费用：贷款利息、汇兑损失等。

【案例分析】

在对间接成本的分析中，医院发现管理费用较高，尤其是水电费和行政人员工资。通过采用节能设备和优化管理流程，医院有效降低了水电费用。同时，医院对行政人员进行了精简和重组，提高了工作效率，减少了不必要的管理开支。在维护费用方面，医院制订了详细的维护计划，避免了突发性大额支出。在财务费用方面，医院通过合理安排资金和债务结构，降低了财务成本。

从上述案例中不难看出，分析医院成本结构很关键，通过合理的直接成本和间接成本分析，医院可以识别成本控制的关键点，为后续的稳定运营奠定坚实的基础，如图 4-1 所示。

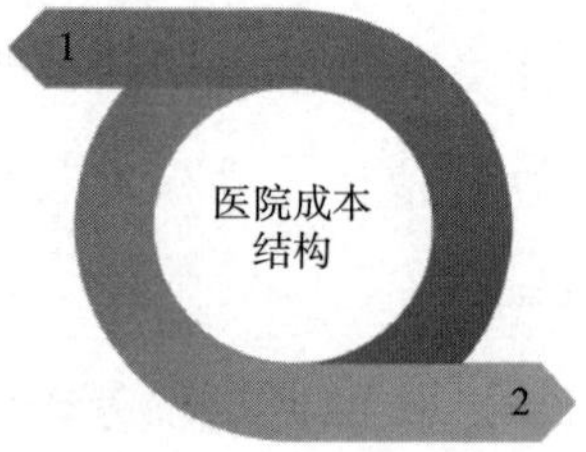

图 4-1　医院成本结构

一、直接成本分析

在进行直接成本分析时，需要详细考察以下几个方面，以确保全面了解医院成本构成并进行有效控制。

1. 人力成本

人力成本即人力资源成本，是指医院花费在员工身上的所有费用的总和，主要包括员工薪资、员工福利、员工培训费等。另外，医院的员工具有流动性，在每一次进行人员招聘时，难免需要投入一定的资金，这些一般也属于人力资源成本。

2. 医生、护士和技术人员的薪酬

医生、护士和技术人员是医院运营的关键人员，该项成本主要包括这些人员的基本工资、奖金、津贴及其他相关福利等。

3. 临时工和合同工的薪酬

除了关键的人员，医院还有其他工作需要由专门的人员去完成，受工作内容、工作性质的限制，这些岗位可能不需要太多的专业知识技能，所以医院会选择招聘临时工和合同工，对应的，也需要支付对方相应的劳动所得费用。

4. 药品和医疗用品成本

医院内部运营消耗量最明显的当属药品和医疗用品，该项成本主要包

括购买药品、医用材料、一次性用品等需要花费的费用总和。

5. 采购成本

医院的日常运营需要很多实体资源，这些大多通过采购获得，此时，伴随采购产生的所有费用都属于采购范畴内的成本，该项成本不仅包含购买资源对应的费用，还包括伴随性费用，如运输成本、仓储成本、管理成本等。

6. 库存成本

医院内的药品、医疗用品和其他物资都需要有一定的储存量，才可以满足日常的基本运营节奏，该项成本包括仓储费用、库存损耗等。

7. 医疗设备和设施成本

与药品、医疗用品等消耗品相比，医疗设备具有一定时间的寿命，所以不仅需要进行购置，还需要定期维修，这些都需要支出相应的成本。因此，该项成本主要包括购买和安装医疗设施的费用、维护和维修医疗设备的费用等。

二、间接成本分析

间接成本虽然不直接与医疗服务提供相关，但对医院正常运转和管理效率也有不小的影响。在医院间接成本分析中，可以进一步细化以下方面。

1. 行政和管理成本

医院的日常运营会涉及行政工作，这部分成本包括了医院日常运营中不可或缺的行政开支，该项成本一般包括管理人员的薪酬、办公费用及各种行政事务的支出。

2. 管理人员薪酬

严格来讲，医院内部的多数项目都需要接受管理，可以说管理人员是医院运营的核心力量，他们的薪酬包括基本工资、奖金、福利等。通过合理的薪酬构架，医院就可以有效地激励管理人员的积极性，从而提升整体的管理水平。

3. **办公费用**

在医院日常运营中，有很多环节会涉及办公费用，主要包括办公用品、文具、打印复印费用、电话费、网络费等。这些费用相比于其他的成本，可能是微乎其微的，但是积少成多，时间长了也会成为一项不小的开支，因此医院也需要进行合理的控制。

4. **市场和营销成本**

医疗行业并不是风平浪静，医院也会面临着激烈的市场竞争，想要实现稳定的发展，就需要投入一定的市场和营销成本。该项成本主要包括广告和宣传费用和关系维护费用等。有效的市场营销策略可以提高医院的知名度，从而吸引更多的患者。

5. **广告和宣传费用**

医院的名誉需要适度的宣传，所以医院可能需要通过一些广告和宣传来提升品牌知名度和形象。通过各种媒体渠道进行宣传，如电视广告、报纸杂志、网络广告等，医院可以向公众传递其医疗服务的优势和特色，而这些都需要支出一定的成本。

6. **关系维护费用**

比起广告宣传，提升医院的口碑往往会更快有效果，所以还可以通过多种方式来宣传医院优势，比如举办健康讲座、提供免费体检等。同时，良好的医患关系也是维护医院形象的关键，所以医院还需要采取相应的措施获得患者的更高认可。对于相关的举措落实，医院就需要支出相应的成本费用。

7. **研究和开发成本**

如果所有的医院都保持现有的水平，那么对市场和社会而言无疑是一个困境，因此医院想要保持技术的领先地位，就需要投入大量的资金进行研究与开发。相关的成本包括新药和新技术的研发费用，以及临床试验费用等。只有不断地创新和研究，医院才可以贡献出更多的力量，在提升医疗服务质量的同时吸引更多的患者关注。

8. 新药和新技术研发

如果有效果更好、价格更合适的药品，对患者来说就是最好的吸引，所以医院还应该借助技术的进步来研发新的药品，也就需要承担相应的成本。新药和新技术的产生，不仅可以提升多种病症的治疗成功率，还可以增加医院在医疗领域的竞争地位。

9. 临床试验费用

想要研发出新的药品和技术，医院就需要组织多次的临床试验，这是用来验证效果、安全性的关键环节。该项成本主要包括试验设计、数据收集、分析和报告等各个环节的支出。很多时候，临床试验需要支出很高的成本费用，但是为确保医疗质量，医院就必须支出该项成本。

第二节　制定并执行成本控制策略

"我想做"和"我能做"的差别非常明显，就像很多医院想要进行成本控制，却不知道该怎样去正确合理地控制，并不是盲目地减少支出就可以，如果缩减不当，很有可能会造成更大的损失。从作用方面，医院成本有直接与间接之分，那么从用处来看，也可以分为采购成本、运营成本与人力成本，我们可以具体类型具体分析，并制定相应的控制策略，如图 4-2 所示。

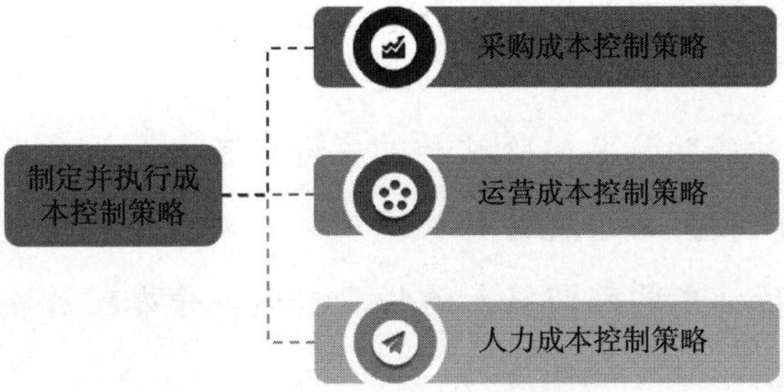

图 4-2　制定并执行成本控制策略

一、采购成本控制策略

通过有效的采购成本控制，医院可以在采购阶段用合适的价格购入合适的产品，这不仅能够降低运营成本，还可以提高整体的经济效益。想要正确地控制采购成本，一般可以从建立健全采购管理制度、优化采购流程与供应商管理和推动集中采购与招标采购等方面入手。

1. 建立健全采购管理制度

一个健全的采购管理制度可以保证采购活动的顺利进行，并达到控制采购成本的目的。采购管理制度包含的内容有很多，各项内容的要求也很高，比如采购流程要详细、采购权限和责任要明确、采购审批程序要规范等。通过采取这些可行的措施，医院就可以保证诸多的采购活动都能公开透明地合规开展，从而避免浪费、规避诸如腐败等不好的现象出现。

例如，为实现规范化管理，并对采购成本进行合理的控制，T 医院建立了一套完善的采购管理制度，包括采购计划的制订、供应商的选择、采购合同的签订、采购执行、验收、入库和付款等环节。

1. 建立采购合同管理制度

该项制度对采购合同的签订、执行和监督进行了规范。采购部门与供应商签订采购合同，明确了采购物品的种类、数量、价格、交货时间等条款。同时，采购部门还对合同的执行情况进行监督，确保供应商按时交货，保证采购物品的质量和数量。

2. 建立采购验收和入库管理制度

该项制度对采购物品的验收和入库进行了规范。采购部门收到供应商交货后，组织相关部门进行验收，确保采购物品的质量和数量符合要求。验收合格后，采购部门将采购物品入库，并办理入库手续。

3. 建立采购付款管理制度

该项支制度对采购付款进行了规范。采购部门根据采购合同和入库手续，办理采购付款手续，确保按时支付供应商货款。同时，采购部门还对付款情况进行监督，确保采购资金的安全和合理使用。

通过建立上述多条采购管理制度，T医院成功地实现了采购流程规范化、成本控制合理化，这不仅可以加快采购速度，还能够提高采购性价比。

2. 优化采购流程与供应商管理

医院的整个采购流程包括很多环节，其中有诸多有用的环节会通过彼此衔接来促进采购工作的完成，与此同时，由于采购计划的不合理规划、采购产品的质量价格变动、采购人员的个人因素等或多或少的原因，也会使得采购流程中存在不必要或不合理环节。对于已经确定的采购流程，医院要做到及时监督，旨在发现一些不必要的环节并将其删减，从而达到减少时间和精力的目的。

同时，为获得更好的采购效果，医院也应该加强与供应商之间的友好合作关系，如果可以和更多合适的供应商达成长期合作，就可以在很多产品上实现批量采购，这样不仅可以获得更加优惠的价格，还可以获得更优质的服务，从多方面来说都可以降低成本。

3. 推行集中采购与招标采购

想要降低采购成本，选择正确的采购方式也很关键，通过对比发现，集中采购和招标采购都是不错的采购途径，各有各的优势。

集中采购是指将医院的采购计划综合为规模性活动，旨在降低整个单位的采购成本。在医院内部，有很多个部门、科室，不同的项目部门和科室需要购入的产品不同，大家可以将采购需求统一上报到财务部门，由专门的采购人员进行集体采购。采用集中采购方式，一方面可以将医院所需产品整合，达到降低整体采购成本的目的；另一方面也能够让采购活动更加规划清晰，从而提高采购的效率。

招标采购则是指采用公开竞争的方式来选择产品供应商。医院实施招标采购策略后，就可以掌握到更多供应商的能力、态度、服务等信息，在确保采购价格合理透明的情况就可以选择出最合适的供应商，并与之达成友好的合作。由此可见，“货比货，价比价”是降低医院采购成本的一个简单有效的方法。

二、运营成本控制策略

运营成本控制策略是指在医院经营过程中，可以采取诸多科学有效的管理方法和手段，对各项活动消耗的成本进行合理的管理和控制，达到降低资金消耗、提高效益的目的。想要在运营过程中节省成本，可以从以下方面尝试。

1. 降低能源消耗和水资源浪费

在医院日常运营过程中，每天不得不消耗诸多能源及水资源，如果能够适当地控制，必然可以帮助医院减少不小的成本输出。

针对能源的过度消耗问题，可以选择安装节能设备、优化管理系统、加强能源审计等，这样既可以提高能源利用率，又能够降低能源消耗成本。比如，某医院在整体更换节能灯具、优化空调系统后，每年都可以显著降低电力费用。

面对水资源的消耗与浪费，可以选择改进水资源使用系统，通过水资源的循环使用让消耗掉的水资源更有价值，同时，还需要制定合理的水资源使用制度，旨在规范内部员工使用水资源的行为，避免水资源无端浪费现象。

2. 优化医疗流程并减少浪费

一些不必要的检查与治疗，医院完全可以摒弃掉，这样不仅可以降低医疗成本，还可以让患者就诊更加简单。优化医疗流程一般要从源头出发，也就是规范医生的诊疗行为，此时就可以合理优化临床路径管理，旨在降低医生的诊疗难度。

在医疗用品、医疗设备的消耗上，也可以进行合理的管理与安排，如果能够在情况允许的情况下减少资源消耗，医院就可以有效地降低成本，这样就能够在减少浪费的情况下实现资源利用合理化。比如，通过合理的采购规划与库存管理，某医院每年都可以节省大量的药品与耗材费用。

3. 通过培训加强员工成本意识

为医院节省成本这件事情，本身就是一项集体性任务，如果仅仅依靠一部分人去做，那么最多也就是弥补另一部分人的浪费，很难真正地做到成本控制。为了能够提高集体员工的成本意识，医院理应重视对员工的意识培训，让大家把降低运营成本记在心里，体现在行动上。

除此之外，员工如果可以做到节约成本，对医院的运营与发展来说必然是一种帮助，所以也可以建立合理的奖励机制，用来鼓励更多的员工积极地参与到成本控制当中去。比如，某医院规定，在一定时间内如果有员工可以通过自身努力降低运营成本支出，就可以获得相应比例的奖金奖励，这项规定有效地激发了员工的积极性，使得每年的预备运营费用都有所剩余。

三、人力成本控制策略

医院在追求可持续发展的历程中，有能力、有才干的员工是主力军，为了能够更好地发展，很多医院会在人力方面投入大量的资金，在成本控制阶段，对于该项目的成本控制也就成为医院最渴望进行合理安排与管理的地方。如果采取的控制策略合理，就可以帮助医院在节省成本的同时优化员工结构、提高员工能力。

1. 合理配置人力资源

医院的规模大小、岗位职责、工作绩效都是控制人力成本时需要考虑的因素，不同规模的医院需要的员工数量不同，不同岗位需要员工具备的能力有高低之分，不同工作的难度也决定了绩效水平，这些都与人力成本息息相关。如果医院可以保证每个岗位安排合适的人选、设置合理的绩效，就可以避免人力成本的浪费。

2. 提高员工工作效率与满意度

在人力资源方面，很多医院会进入一个误区，认为只有招聘足够多优秀的人才，才可以帮助医院实现更好的发展，与之对应的也就需要为这些优秀人员的引入付出更多的人力成本。其实，与吸引人才相比，培养自己的人才需要消耗的成本往往更低。培训原有的员工，不仅可以提高他们的工作能力与效率，还能够让对方意识到医院对自己的重视，从而提高对医院的满意度与忠诚度。

例如，某医院想要节约人力成本，但是又害怕缺少优秀人才的助力，于是决定对比一下吸引人才与培训人才哪一种更加合适，于是成立了两个对照组。

A组的人才主要通过招聘来填充，为让优秀的人才动心，该组招聘人员给出了较高的薪资水平。在新的员工开始工作后，为了方便他们熟悉业务，医院安排了其他员工引导对方投入工作，大概需要一个月才可以真正地独立工作。

B组的人才主要通过培训来填充，为提高员工的能力，该组负责人为员工们安排了为期一个月的专业培训，在此期间，这些员工一方面可以完成自己的分内工作，另一方面也在不断地提高能力，实现了将学习带入工作，用工作实践学习。

通过对比发现，A组的高薪资与B组的培训费相差无几，但A组和B组员工在工作进度上却存在差距，B组成员的工作节奏明显更快，也更加熟练。由此可见，在必要的时候，医院完全可以通过培训员工能力来适当地降低人力成本。

3. 优化薪资结构与福利政策

留住人才、稳固人才也是节省人力成本的重要方法，研究表明，人员流动量越小的企业，在人力成本方面的支出就越少，医院也不例外，如果拥有稳定的人力资源结构，医院就可以有效降低人力成本。为能够吸引和留住优秀人才，可以通过市场调研、岗位评估等方式，制定让员工更加满意的薪酬体系与奖励政策，以便于满足员工的期望，从而降低人力成本。

第三节　实现成本节约与效益提升的双赢

节约成本固然重要，但是如果是以牺牲效益来缩减成本，那对医院来说就有可能是“捡了芝麻，丢了西瓜”，所以必须要实现成本节约与效益提升的双赢。只有达成两者的协同并进，才可以帮助医院实现长期稳定的运营与发展，如图 4-3 所示。

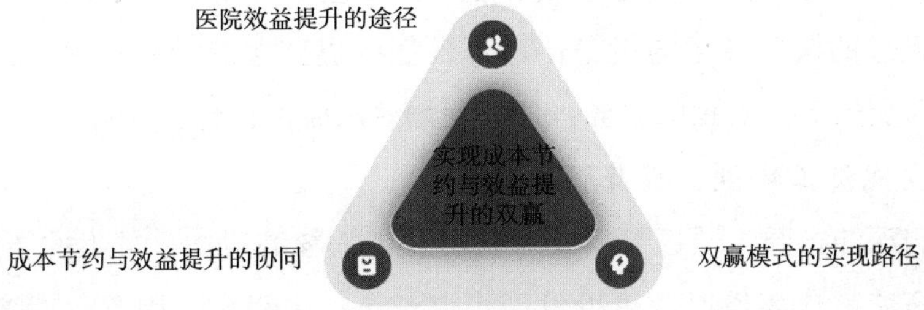

图 4-3　实现成本节约与效益提升的双赢

一、医院效益提升的途径

在前面的内容中，提到过很多成本节约的策略，包括采购成本控制、运营成本控制、人力成本控制等。在掌握诸多成本节约策略的基础上，还需要了解一些医院实现效益提升的合适途径，以便更好、更顺畅地增加效益。

为提升医院的社会效益，管理者可以从以下方面入手。

1. 加强市场营销，提高医院口碑

我们可以采取一些正向的市场营销策略，在向大众展现医院形象的同时提高知名度。营销渠道有很多，比如社交媒体、广告宣传、公益活动等，这些渠道往往可以将更多人的视线吸引过来，这就为医院提供了营销形象、传播名声的机会。因此，加强市场营销也是医院提升声望、获得收益的关键。

2. 提升医疗质量，获取患者认可

就医院发展而言，最能吸引患者的就是享受到高效、安全、贴心的医疗服务，所以医院最根本的底蕴在于医疗质量，那么将自身的医疗质量不断地提升，自然会获得更多患者的认可。当患者足够认可医院时，对方的消费行为就从被动吸引变为主动信任，从而增强医院的社会效益。

3. 引入先进技术，提高医疗水平

先进的技术遍布于各个角落，快节奏的生活日常让到医院就医的患者也开始追求效率，仅仅会看病、治病已经不能满足患者的基本需求了，我们必须做到更快、更准确地诊断、服务。面对这样的现实状况，医院就需要引入先进的医疗技术与设备，这不仅能够提高医院的医疗水平，还可以让患者享受到更多满意的服务，从而增加对医院的信任与认可。

4. 重视员工培训，提升服务质量

我们深知，员工是医院实现可持续发展的核心所在，员工的能力越高、黏性越高，就代表着医院可以发展得更长久、更稳定，因此也需要重视对员工的培训。医院可以定期地组织一系列的培训活动，比如各类专业培训、技能竞赛、学术交流等，这些都可以在一定程度上提高员工的职业素养与服务水平。通过加强培训来提高员工能力，不仅可以增加员工忠诚度以降低人力成本，还可以提升服务质量以吸引更多的患者就医。

5. 开展新的业务，增加医院收入

只有不断进步、不断创新的医院，才可能有更大的发展空间，实现可持续发展，不会在竞争中衰败。我们应该积极地走进市场，去了解、去分析，通过对趋势发展的判断来开拓新的业务，让未来的医院获得更多的收入。新业务的增设，预示着有更多患者的就诊，也就可以为医院带来更多的收入来源。

二、双赢模式的实现路径

既要节约成本，又要提升效益，这不是天方夜谭，也不能纸上谈兵，可以通过寻找合适的路径来实现双赢，也就是在节约成本的同时提升医院的社会效益。为更好地理解双赢模式的实现路径，可以参考以下案例。

某医院通过引入精细化成本管理，成功实现了成本节约与效益提升的双赢。该医院首先对各项医疗成本进行了详细分析，识别出高成本环节，并制定了一系列节约措施。比如，在药品采购环节，通过集中采购和谈判，降低了药品成本；在能源使用方面，通过安装节能设备和优化能源管理，减少了能源消耗。

此外，该医院还通过优化医疗服务流程，提高了医疗效率。比如，通过引入电子病历系统，减少了医护人员的手工记录时间，提高了工作效率；通过优化排班制度，确保了人力资源的充分利用，减少了人力成本支出。

通过这些措施，该医院在不增加患者负担的前提下，成功降低了运营成本，实现了成本节约与效益提升的双赢。

分析上述案例，可以得出一个结论：基于医院实际情况的成本管理，是可以实现成本节约与效益提升双赢的。因此，需要明白，节约成本讲究技巧，提升效益需要策略，一味地缩减成本不是正确的成本控制策略，只有做到双赢，才可以让医院的发展走向正轨，成为员工满意、患者认可的良心医院。

三、成本节约与效益提升的协同

既然已经知晓成本节约与效益提升各自的作用，也确定了两者共赢带来的优势，那么接下来就需要深入地分析一下两者之间的相互作用。

1. 成本节约为效益提升提供基础

成本节约不仅是减少开支，而是在明确了解医院的发展现状后，对各种活动和项目进行合理的资源分配，旨在优化资源配置、提高运营效率，这样就可以让资源得到最大价值的使用。在正确的成本控制下，医院就可以拥有更多的可支配资源，那么就可以在有限的资源条件下，为更多的患者提供更高质量的医疗服务。

2. 效益提升为成本控制创造空间

改进后的服务流程、不断提高的医疗技术水平等，都可以成为医院提升服务质量的方式，通过这些方式获得患者的认可都会成为其他方面工作推动的资金支持。尽管医院节约成本的目的是降低成本，但是在实施成本控制策略过程中，医院还是需要进行一定投资，保证能够将相关的工作落实下去。比如，可以选择引入一些市面上先进的医疗设备与技术，医院就可以有足够的经验利用它们提高诊断和治疗的效率，从而降低治疗成本。

3. 两者相互促进，形成良性循环

通过多方面的分析，可以深入了解到成本节约与效益提升之间的相辅相成、相互促进的关系，成本节约为效益提升提供基础、效益提升为成本节约创造空间，两者就可以形成良好的循环。

一方面医院的成本得到有效的控制，就可以将资金的利用率尽可能地提高，从而让输出的成本转化为更多看得到的社会效益；另一方面医院在获得社会效益后，就会带来资金的支持，足够的资金可用于进一步的投资与改进，从而降低单位服务的成本。

另外，成本节约与效益提升的协同作用在人力资源管理上也有所展现。医院可以通过优化人员配置、提高员工能力及忠诚度等方式，实现人力成本的有效降低，同时也能提高员工工作的积极性和创新能力。如果可以在有效节约人力成本的情况下实现员工团队能力的提升，便可以有力地提高医院的医疗服务质量，并为其增加行业竞争力，帮助其提高自身的口碑。

第五章　预算管理的实战演练

财务预算管理在现代医院管理中扮演着至关重要的角色，它是确保医院运营效率和财务健康的关键环节。通过实战演练，医院的管理层和财务人员可以更加深刻地理解预算管理的重要性，从而有效地掌握预算编制、执行、监控和调整的全过程。这种全面的预算管理流程不仅有助于医院合理分配和使用有限的财务资源，还能确保医院在面对各种经济挑战时能够保持稳定和可持续的发展。

第一节　年度财务预算的精心编制

约翰·麦斯威尔表示："预算是你用自己的钱，为未来的支出作出决策"。医院在追求可持续发展的过程中，就需要为未来的支出作好决策，所以财务预算对它来说很重要。精心地编制年度预算，医院就可以对未来年度的发展作出基本的了解与预估，从而能够有方向地运营与迈进。

一、年度财务预算的内容

年度财务预算主要是指对医院发展状况与发展趋势作出预算的一种机制，它一般以财务报告的形式展示，本质上是一种用来进行财务管理的工具与手段，内容主要包括现金预算、资产的负债预计表、利润的预计表等。

下面是某医院的一个年度财务预算报告，可以在隐去数据信息后大致地了解到其中包含的内容。

一、2024 年预算执行情况

1. 收入方面

2024 年全院实现业务收入 × 万元，超预算 × 万元，门诊接诊 × 人次，同比增加 × %；出院病人 × 例，较上年同期持平，住院床日工作量几乎没有增加。

2. 支出方面

2024 年全年业务支出总计 × 万元，预算安排支出 × 万元，大部分支出项目控制在预算目标之内。

二、2025 年年度收入预算的编制

1. 收入预算编制依据

医院年度收入预算编制主要依托门诊和住院两大核心业务的历史数据，通过对比分析增长率，为 2025 年预算提供科学参照。具体数据见表 5-1 和表 5-2。

表 5-1　门诊收入基础数据表

门诊收入基础数据表				
项　目	门诊收入（万元）	门诊人次	每诊次费用（元）	收入药占比
2023 年				
2024 年				
增长率				

表 5-2　住院收入基础数据表

住院收入基础数据表					
项　目	住院收入（万元）	占用床日数	每日床费用（元）	出院人数	收入药占比
2023 年					
2024 年					
增长率					

2. 2025 年门诊收入影响因素

购入先进设备、调整价格规定、增设医疗服务、聘请权威专家、控制收入药占比等。这些方面的改动，推动着2025年门诊人次增加，相应诊费也会有所提升。

3. 2025年住院收入影响因素

有效增加床位供给、临床新技术的应用、医护质量的提升、环境设施的改善、临床科室调整、优化服务流程、改善服务态度等，这些因素都影响住院收入。

4. 2025年收入预算表

本预算表基于对医院运营环境、政策导向、历史数据等的综合分析编制而生，具体内容见表5-3。

表5-3 2025年收入预算表

项　目	金　额	编制依据
一、财政补贴收入		
二、门诊收入		
其中：医疗收入		
药品收入		
三、住院收入		
其中：医疗收入		
药品收入		
四、其他收入		
合计		

三、2025年年度支出预算的编制

1. 支出预算编制依据

2025年的业务增加，使得多数员工基础工资上调、绩效工资和社会保障费提高、员工奖励及节日福利支出增多、办公费用增加等。另外，物价上涨情况、医疗发展趋向电子化伴随的费用等都是影响年度支出的因素，具体的内容见表5-4。

表 5-4　2025 年支出预算表

项　目	金　额	编制依据
一、工资福利支出		
基本工资		
绩效工资		
社会保障费		
伙食补助费		
其他福利支出		
二、商品和福利支出		
办公费		
水费		
电费		
印刷费		
取暖费		
物业管理费		
交通费		
差旅费		
维修费		
购置固定资产		
会议费		
培训费		
药品费		
卫生材料费		
其他材料费		
招待费		
劳务派遣费		
其他劳务		
工会费		
其他支出		
三、对个人和家庭的补助		
抚恤金		
住房公积金		
其他		
合计		

二、年度财务预算的编制原则

在为医院编制年度财务预算时，结合医院的实际情况是关键，但是一些必要的原则也必须遵循，这样才可以保证预算的科学性、合理性和可执行性。在进行预算编制时，不仅要有科学的指标，也要编制全面的内容，还要及时对风险进行评估。

1. 科学完善的预算指标

医院的年度财务预算编制需要对很多财务数据进行科学分析，包括资产、负债、投入成本、盈利收支、利润率、现金流等。确定科学完善预算指标的前提是掌握真实有效的财务数据，所以需要对医院之间的财务状况进行摸底与分析，在数据对比后结合医院发展趋势进行科学的预算编制。

2. 覆盖全面的预算内容

医院的运营不单单依靠一个或几个部门就可以，只要是设置的、存在的部门，都有其需要承担的责任与义务，所以在进行预算编制时，需要对每个部门的资金状况进行了解与分析，旨在充分考虑医院日常运营相关的所有工作内容。

3. 及时准确的风险评估

所谓预算，就是对下一年的财务收支情况进行编制，此时，能够预测的风险越多、越清晰，预算编制的价值就越大、越明显。因此，我们必须对预算风险做好充分认识，同时也要做好随时、及时应对风险的准备。比如，在制定预算方案的过程中，可以对投资、采购等问题进行全面细致的风险评估，在发现问题后就需要及时采取相应的措施，从而降低风险带来的损失与不良影响。

三、年度财务预算的完善措施

完善医院年度预算不能一步到位，而是需要循序渐进，所以可以将其分解为两个步骤，第一是发现问题，在进行预算编制时需要注意很多问题；第二是采取措施，在预算编制过程中要积极制定和应用措施。

1. 医院年度预算需要注意的问题

在制定医院年度预算时，需要注意多个比较关键的问题。

（1）管理人员应该对过去一年的财务状况进行详细的了解与分析，旨在找出之前预算执行中的问题，杜绝同样的问题发生在当年的预算执行当中。

（2）医院还需要考虑到未来一年中一些可能影响预算执行的因素，比如医疗需求变化、医疗政策改革、市场趋势波动等，如果能够有一定的了解，就可以在预算编制过程中做好相应的策划与安排，从而保证预算的顺利执行。

（3）医院应该关注诸多医疗设备和药品的采购成本，让资金流入合适的项目和业务，避免资源的浪费，同时让预算策略更加合理可行。

（4）医院人员的变动也会影响预算的顺利执行，所以还需要根据实际工作量和原有的人员配置进行科学的预测，避免一些岗位变动、人员流动给医院造成措手不及的局面。

（5）医院必须设立应急资金，有些风险是可预估的，但是没有任何一家医院可以保证自己能够准确地评估出所有的风险，所以难以避免的会出现一些不可预估的财务风险，此时拥有足够的应急资金就是帮助医院攻克难关的有力支撑。

2. 医院年度财务预算完善的措施

在完善年度财务预算时，医院应将预算执行作为首要环节。在此期间，也需要根据情况的变动来及时地调整预算方案，以便预算工作能够顺利执行，让预算方案有的放矢。

（1）严格执行预算方案。之所以花费精力与成本制定预算方案，目的就在于发挥其作用，让合理的预算计划指引着医院在未来一年内的财务行动，因此，在拥有预算方案的情况下我们要做到严格地执行。

医院的年度财务预算在确定并传达至各个部门后，大家就需要按照预算计划来落实相关的工作，通过集体的智慧、个人的见解将方案的内容进行细致的了解与分析，将自己的能力展现在日常的工作当中。

同时，对于预算方案的执行效果，还需要做好适当的记录，比如制定月度表、季度表等，这样既可以直观反映出医院员工每个时间段内的工作质量，也可以为后续的工作提供有效的参考。

（2）合理调整预算方案。医院服务的特殊性决定了它执行预算的不确定性，所以在落实预算方案时可能会受到诸多因素的干扰，内部因素如员工的能力问题、岗位的变动问题等；外部因素如患者的需求变化、行业的环境改变等。面对诸多的干扰因素，医院没有办法做到规避与改变，那么就只要从自身调整出发，在发现问题后，我们可以合理地调整预算方案，努力让预算工作按照正常的结构进行。

在医院年度预算方案调整过程中，还应该讲究一定的规则与顺序，不能“朝令夕改”，任何的调整策略都需要有理有据，也需要按照流程进行。预算方案的调整程序如下。

第一，由提出修改意见的部门出具报告，对自己的需求进行详细的阐述与表达。

第二，已经出具的报告传达至决策者处，对方查阅并审批后将意见反馈给财务部。

第三，财务部按照修改意见对原有的预算方案进行调整，力图清晰、明了。

第四，预算方案经过修改后再次投入使用，之后各部门依照完善过的方案继续落实工作。

第二节　预算执行情况的实时监控

预算执行最忌讳的就是说说而已，所以医院必须重视对预算执行情况的实时监控，一方面可以督促员工的日常工作行为与态度，另一方面也可以及时发现预算执行中的偏差与问题，从而针对不同的问题采取不同的措施。下面将对医院预算执行实时监控的流程、方法及问题策略进行细致的了解，如图 5-1 所示。

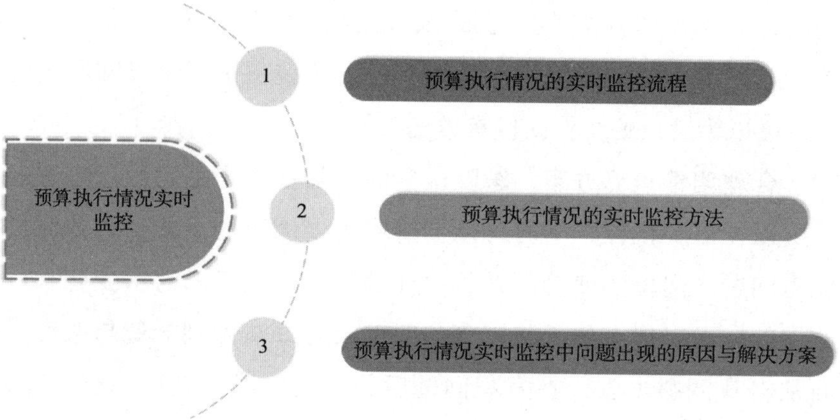

图 5-1 预算执行情况实时监控

一、预算执行情况的实时监控流程

落实预算方案是一件很有难度的任务，那么对这一项目各个环节进行实时监控显然也不是简单的事情，为更加准确地监控相关工作，不仅需要按照清晰的流程进行，还需要注意很多容易忽略的事项，并对工作效果进行及时的评估。

1. 预算执行情况监控的步骤

在医院财务管理中，预算执行情况监控的步骤主要包括以下几个方面。

（1）制订详细的预算计划：严格来说，制订预算计划不属于数据监控流程中的一环，但是这一步骤是进行监控工作的基础与先决条件，如果没有预算计划，就无法判断预算行为的合理性。

（2）定期收集实际收支数据：医院的财务部门仍需要对医院的实际收支数据进行定期的收集，主要包括各项收入、各项支出对应的真实数据，同时也包括各部门的实际收支情况。这些数据一般可以通过财务系统自动收集，也可以通过人工汇总，但是为提高收集的效率与准确性，一般可以选择应用财务系统。

（3）对比预算与实际收支数据：预算方案的落实不是要求我们进行一比一的复刻。除了具备指导性作用外，它还可以作为对照依据，我们可以将预算目标与实际收支情况进行对比，进而找到差异较大的项目。通过这一步骤，财务部门就可以及时地发现预算执行过程中存在的问题，之后便可以采取相应的应对措施。

（4）分析产生差异的原因：我们并不需要对所有存在差异的项目进行整改，通常情况下只需要定位那些差异较大的项目，并对其进行详细准确的分析，旨在找到差异的原因所在。这些原因可能是常见的市场环境变化、医疗政策调整、医院内部管理问题等，也可能是一些难以预料的不常见问题。

（5）制定调整方案的策略：根据已经分析确定的差异原因，就可以针对问题制定措施，进而保证预算执行情况能够符合医院的整体运营目标。比如调整预算分配、优化资源配置、改进内部管理等都是不错的调整措施。

（6）持续监控并及时改进：监控预算执行情况不能像完成既定任务那般，认为只要认真完成一次就可以，事实上这些工作是一个持续性的任务，需要持续监控并不断地发现其中的问题。通过持续的监控和及时的改进，医院就可以更好地控制成本，在提高运营效率的同时实现设定好财务目标。

2. 预算执行情况监控的注意事项

在监控预算执行情况的过程中，很多关键任务都可以顾及，但是很多细节问题如果不能明确，也可能会影响日常监控工作，下面是一些相关的注意事项，可以加以了解。

（1）明确预算目标：监控预算执行情况的前提是要有目标，如果不知道自己工作的目标，就会不知道怎样去落实，所以必须明确预算的目标，这样才可以在监控的过程中将其与实际执行情况进行比对，进而便可以发现问题。

（2）定期审查与评估：为让监控工作更加合理，医院应该定期地进行审查与评估，保证每一项支出都符合预算计划。相关的数据可以通过月度、季度等时间区间的报告来展示，这样可以帮助我们及时地发现问题并采取措施。

（3）加强内部控制：如果内部控制力度不足，也会影响预算的执行情况，所以应该结合医院的现实情况制定合理的内部控制制度、建立内部控制机制，保证预算执行过程中必要的合规性和透明度。

（4）加强培训和沟通：很少有人天生就具备监控的天赋与能力，并不是全程看着预算执行工作就是监控，监控需要按照一定的技巧与方法进行，所以医院需要加强对员工的培训能力，提高它们的预算执行和监控能力。同时，预算执行的监控工作也需要多个部门之间的协同合作，所以也应该注重部门之间的沟通，保证信息的畅通一致。

（5）预留可调整的空间：在预算执行过程中，可能会遇到一些无法预知的情况，比如突发事件、临时的政策变化等。基于此，我们的预算方案应该有被调整的空间，同时医院也要具备调整方案的能力，保证能够灵活地促进预算执行。

（6）绩效考核：医院应该将预算执行的监控纳入绩效考核体系中，以此激励员工更好地落实预算工作。一般情况下，绩效考核内容可着重围绕预算执行的准确性和效率展开。

（7）信息化管理：医院预算执行监控工作对人工能力依赖程度较高，但是也可以适当地借用信息技术，如财务软件和大数据分析工具，它们可以帮助我们提高预算监控的效率和准确度，让医院在预测财务状况时掌握到更多的数据信息。

（8）注意风险防控：在预算执行监控过程中，不仅要监督预算工作的落实，也要仔细地发现各个环节中潜在的风险，如果能够及时规避风险，也会让监控工作变得更加简单。

二、预算执行情况的实时监控方法

实时监控预算执行情况的目的是保证医院预算方案的顺利落实，选择合适的监控方法对医院来说就变得很重要。实时监控预算执行情况可以通过多种技术和手段来实现，具体包括技术手段、人力手段及数据分析方法。

1. 预算执行情况的实时监控技术手段

预算执行情况的实时监控技术和手段主要包括使用先进的财务管理软件和信息系统，这些软件或系统往往可以自动收集和处理财务数据，能够将预算执行情况实时地更新出来，帮助医院及时地掌握关键信息，进而发现问题并采取相应措施。

比如，在引入财务管理系统后，医院随时可以从中调取各项支出和收入数据，也可以对这些数据对应的项目进行实时的跟踪监控，保证预算方案能够精准地应用到员工的具体工作当中。

2. 预算执行情况的实时监控人力手段

预算执行情况的实时监控中，人力手段主要依托专门的财务监控团队。团队成员大多具有丰富的监控经验，能够承担起定期审查和分析预算执行情况的职责，从侧面促进预算的执行。财务监控团队的成员可以各司其职，配合着完成监控项目中的多环节工作，比如手工检查财务报表、凭证和其他相关文件等，如此便可以保证财务数据的准确性和完整性。同时，这些团队还具有一定的沟通能力，能够保持与各部门的信息传递与共享，进而全面地掌握预算执行情况。

3. 预算执行情况的实时监控数据分析方法

在实时监控预算执行情况的过程中，比起员工的工作行为与工作内容，监控人员所获信息更多的是财务数据，针对这些数据，就可以采用合适的数据分析方法，比如统计软件、数据分析软件等。应用这些方法，医院可以将实际支出与预算目标进行对比，分析偏差原因后就能够作出合理的应对。

比如，可以选择运用回归分析、趋势分析等方法，它们可以揭示预算执行过程中的异常情况，帮助医院及时地调整原本的财务策略，进而优化内部的资源配置。

三、预算执行情况实时监控中问题出现的原因与解决方案

尽管已经清楚地意识到实时监控预算执行情况的重要性，但是也

不得不面对在实际操作中可能出现的诸多阻碍，这一环节经常会出现一些问题，进而影响监控的效果。较为常见的问题包括数据滞后、信息不准确、监控手段单一等，一旦出现这些问题，就容易让管理人员难以及时、准确地了解和掌握预算执行的实际情况，从而影响决策的科学性和有效性。

1. 预算执行实时监控中问题出现的原因

在预算执行实时监控过程中，问题产生的原因往往是多维度的，主要集中在以下几个方面。

（1）预算编制不够科学，如果医院不能科学地进行预算编制，在制定预算方案时就需要不断地进行调整改进，这就会增加监控的难度。

（2）内部不能顺畅地传递信息，如果医院各部门之间不能进行及时的信息分享与传递，就会造成部分员工信息滞后的情况，导致监控工作产生割裂感。

（3）缺乏先进的监控技术，越是落后的监控手段，获取数据的速度就越慢，也越难保证数据的准确程度，这些都可能成为阻碍监控效果的因素。

2. 预算执行实时监控中问题的解决方案

当然，比起不知道问题出在哪里，能够发现问题显然更有解决的办法，针对上述问题，在制定解决办法时便可以从以下几个方面入手。

（1）优化预算编制流程，医院可以采用科学的方法、合适的工具，提高预算方案的准确性和可执行性。

（2）建立信息沟通机制，如果因为沟通不及时而影响信息传递效率，医院就可以针对性地建立完善的信息沟通机制，为各部门员工提供更好的沟通环境和条件。

（3）引入先进监控技术，如果现有的监控手段和技术不能满足监控人员的需求，医院就需要根据对方的意见引入先进的监控技术，实现数据的实时更新和分析。

在某医院中，药品库存管理一直是一个棘手的问题。由于缺乏有效的实时监控手段，药品库存管理常常滞后于实际需求。这不仅影响了患者的治疗效果，还增加了医院的运营成本。

例如，有一次，一种常用的抗生素突然短缺，导致许多需要这种药物的患者无法得到及时治疗。而与此同时，另一种不常用的药品却积压在仓库中，造成了资源的严重浪费。这种情况不仅让患者感到不满，也让医院的声誉受到了影响。

为快速解决问题，该医院决定引入先进的监控系统。这个系统可以实时更新药品库存信息，让管理人员随时了解药品的存量和需求情况。此外，智能化的系统还可以通过数据分析，预测未来的药品需求，从而帮助医院更好地规划药品采购和使用。

在引入这个系统后，该医院实现了药品库存的实时更新和分析。这不仅提高了药品库存管理的透明度，还显著提升了医疗服务的效率和质量。比如，现在医院可以及时发现药品短缺的情况，并迅速采取措施进行补充，从而避免了患者因药品短缺而延误治疗的情况。再有，由于药品库存得到了更好的控制，医院的运营成本也得到了有效地降低。

这一案例充分说明了实时监控在药品库存管理中的重要性，以及通过技术手段解决问题的可行性。通过引入先进的监控系统，医院不仅可以更好地满足患者的需求，还可以提高自身的运营效率和质量。

第三节　预算调整与优化的灵活应对

为应对市场环境和内部需求的不断变化，医院理应具备灵活应对预算调整的能力。预算调整就是指在已经确定预算方案的基础上，根据实际情况的变化而对方案进行合理的修改和调整。而预算优化就是在已经调整过的预算方案的基础上，进一步的优化，旨在保证医院资源能够被最大化地利用，如图 5-2 所示。

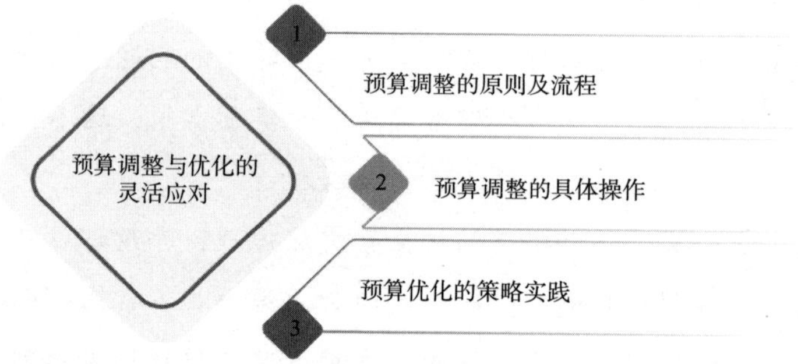

图 5-2　预算调整与优化的灵活应对

一、预算调整的原则及流程

预算调整的具体工作需要合理且有效，只会修改预算方案远远不够，相关人员还需要深入分析预算计划中的问题，并在合理的范围内进行调整。因此，在进行预算调整时，医院需要遵循一定的原则、按照一定的流程开展相关工作。

1. 预算调整的基本原则

预算调整的基本原则一般包括合理性、科学性、灵活性和可控性。只有遵循这些原则，医院才能确保预算调整的合理性和有效性，从而更好地落实具体工作。

（1）合理性原则：预算方案中的内容，有些内容可以被调整，有些内容可能不适合被调整，所以医院在进行预算调整时，需要有充足的修改依据，在保证有实际作用的情况下才可以进行调整。并不是认为方案有问题，就可以在第一时间进行调整，而是需要有明确的目标和方向，这样的调整才有意义。

（2）科学性原则：在进行预算调整时，医院应该采取科学的方法、按照科学的流程，保证调整策略可靠、准确。所有的调整策略都应该基于详细的数据分析和预测，相关人员不能主观臆断，更不能随意行动。

（3）灵活性原则：在进行预算调整的实际操作中，医院可能会遇到一些不可预测的情况，要想情绪稳定地面对这些状况，就需要制定灵活的调整措施。因此，在制订预算计划时，医院就应该预留一定的调整空间，便于在后续实施过程中能够及时地应对突发情况。

（4）可控性原则：预算调整应该在合理的范围内进行，不能脱离于初始的预算目标和计划存在，所以医院必须要综合地考虑到多方面的因素，保证调整后的预算方案可以在可控的范围内执行下去。

2. 预算调整的流程设计

一个合理的预算调整流程，可以帮助医院作出准确的调整，所以在进行预算调整之前，就需要设计预算调整流程，其一般包括明确目标及原则、收集分析财务数据、讨论确定合理意见、制定预算调整方案、管理人员进行审批、落实新的预算方案。

（1）明确目标及原则：既然要进行调整，那么首先就需要确定要调整什么，往哪个方向调整，所以医院需要明确预算调整的目标及原则，确保各部门的调整目标一致。

（2）收集分析财务数据：方案的制定、修改都需要有真实的数据支撑，医院需要收集和分析相关的财务数据，旨在评估当前预算的执行情况和未来的财务需求。

（3）讨论确定合理意见：预算调整的合理性从来都不能依靠一个人或一个部门，尽管主要负责人员隶属于财务部门，但是也需要接纳其他部门员工的不同意见。通过医院内相关部门人员的积极讨论，可以在众多的意见中筛选最合适的进行汇总，从而保证预算调整的全面性和可行性。

（4）制定预算调整方案：在前面一系列工作完成后，医院就会掌握到足够精细的财务数据，在此基础上，就可以制定具体的预算调整方案，其内容主要包括调整的金额、项目、时间安排等，旨在保证调整后方案的完整性。

（5）管理人员进行审批：在完成预算调整后，医院可以得到一个相对新颖的预算方案，但是刚刚调整完毕的方案还不符合被投入使用的标准，还需要将其提交至管理层进行审批。通过审批后，医院就可以编制详细的预算调整报告，并需要向所有相关员工传达新的方案内容。

（6）落实新的预算方案：当新的预算方案制定完成并传达至每一位员

工后，医院就可以进一步地落实具体工作，同时也需要进行监控与评估，既能保证预算调整的效果达成，又可以及时地规避潜在风险。

二、预算调整的具体操作

预算调整主要针对收入预算和支出预算进行合理的调整，然而，这两种预算的具体调整方法还是存在区别的，如果不能应用正确的方式，可能难以取得预想的效果。下面是对收入预算和支出预算调整方法的简单介绍，可以进行分析与了解。

1. 收入预算的调整方法

收入预算是医院财务计划的重要组成部分，它主要是指医院通过各种医疗服务和经营活动所获得的收入。为确保收入预算的准确性和可操作性，医院需要采取以下几种调整方法。

（1）通过市场调研和历史数据分析，可以对医院未来的收入趋势有依据地进行预测与评估。医院需要对门诊量、住院人数、手术安排数量等关键的指标数据进行分析，根据这些数据的变动趋势，就可以对未来的收入进行初步的预测，并制定相应的预算方案。

（2）通过设计灵活的收入预算调整机制，可以根据实际情况及时地调整预算方案的内容。在日常运营过程中，医院可能会遇到一些出乎预料的情况，如政策变动、竞争加剧等，这些因素都可能在一定程度上影响收入水平。在设立动态调整机制后，就可以根据医院的实际情况对收入预算进行及时的调整，从而保证预算策略的准确性和可操作性。

2. 支出预算的调整方法

医院财务计划的另一个重要组成部分是支出预算，它主要包括医院在日常运营过程中所发生的各项费用。为确保支出预算的合理性和可控性，医院需要采取以下几种调整方法。

（1）通过精细化管理，医院可以对各项支出进行详细的分类和预算编制。员工的薪资、药品的采购费用、设备的购置费用、维修设备的费用等各项支出数据，医院都需要进行详细的分析，从中获得有效信息后就可以制定出更为合理的支出预算方案。

（2）医院的支出预算也需要设立一个动态的调整机制，以便有效地降低成本输出。在日常运营过程中，诸多市场价格波动、设备突发故障等都是不可预知的因素，它们都有可能对支出产生影响。面对这些情况，就可以借助动态调整机制来进行及时的调整，保证支出预算的合理合规。

三、预算优化的策略实践

医院进行合理的预算优化后，不仅可以提高整体的经济效益，还可以有效提高运营效率。为获取相应的优势，就需要采取切实可行的策略，旨在让预算优化行为科学、合理、有效。

C 医院近期面临着越来越大的经营压力，为改变现状，管理人员决定采取策略提高运营效率和财务管理水平，于是财务部门就承担起实施预算优化策略的责任。

一、预算优化策略情况

该医院具体的预算优化策略实践情况如下。

1. 为提高预算编制的准确性所采取的措施

（1）建立全面的预算编制体系：医院成立了专门的预算编制小组，负责收集各部门的预算需求，确保预算编制的全面性和准确性。

（2）引入滚动预算方法：医院采用滚动预算方法，根据实际经营情况和市场变化，定期调整预算，以提高预算的灵活性和适应性。

（3）加强成本控制：医院对各项成本进行详细分析，找出成本控制的关键点，制定相应的成本控制措施，以降低不必要的开支。

2. 为强化预算执行的控制力所采取的措施

（1）建立预算执行监控体系：医院建立了预算执行监控体系，实时跟踪各部门的预算执行情况，确保预算执行的合规性和有效性。

（2）实施预算考核制度：医院将预算执行情况纳入部门绩效考核体系，对预算执行较好的部门给予奖励，对预算执行较差的部门进行问责。

（3）加强内部沟通与协调：医院定期召开预算执行情况分析会议，加强各部门之间的沟通与协调，确保预算执行的顺利进行。

3. 为引入预算管理的先进技术所采取的措施

（1）引入预算管理软件：医院引入了专业的预算管理软件，实现预算编制、执行、监控和分析的全流程管理，提高了预算管理的效率和准确性。

（2）利用大数据分析技术：医院利用大数据分析技术，对医院运营数据进行深入挖掘，为预算编制和执行提供有力的数据支持。

（3）推广电子化报销流程：医院推广电子化报销流程，简化报销手续，提高报销效率，降低管理成本。

二、预算优化策略实施后所取得的成效

通过实施预算优化策略，该医院在提高预算编制准确性、强化预算执行控制力和引入预算管理先进技术等方面取得了显著成效。具体表现在以下方面。

（1）预算编制更加科学、合理，提高了预算的准确性和可操作性。

（2）预算执行监控体系的建立，有效提高了预算执行的合规性和有效性。

（3）预算管理软件和大数据分析技术的应用，提高了预算管理的效率和准确性。

（4）电子化报销流程的推广，降低了管理成本，提高了报销效率。

总之，通过实施预算优化策略，该医院在提高财务管理水平、降低运营成本和提升服务质量等方面取得了显著成效，为医院的可持续发展奠定了坚实基础。

分析上述案例的细节内容，可以发现预算优化不仅能够提高医院的效益，还能提升整体运营效率。为实现这一目标，医院需要采取一系列切实可行的策略，以确保预算管理的科学性和有效性。

1. 提高预算编制的准确性

医院想要保证预算编制的准确性，就需要对以下环节的工作进行细致的审查与分析。

（1）需要深入研究历史数据，从过去的收入和支出数据中找到关键信息，从而预测未来的趋势。

（2）需要结合医院的实际情况与现实处境进行思考，让预测出来的未来经济趋势和业务发展有理有据，保证其具有足够的合理性。

（3）需要重视各部门之间的密切合作，保证预算编制的内容是在充分考虑各部门的实际需求与资源分配情况后确定的，从而让更多的员工认可预算优化方案。

（4）需要采用先进的预算编制工具与方法，因为它们可以帮助我们更加准确地进行科学的预算编制。比如，滚动预算、零基预算都是不错的选择。

2. 强化预算执行的控制力

医院想要强化预算执行的控制力，就需要建立严格的预算执行监控机制。

预算执行需要所有相关部门的共同参与和努力，因此，各部门员工都需要明确自己的预算责任，医院要保证每一位员工都知晓和认可自己的预算目标及任务。

定期的监控预算执行情况是必不可少的环节，完成该项任务后，就可以及时发现医院预算方案中的偏差问题，也就能够更好地制定并采取相应的措施。

员工的动力与积极性需要被激发和鼓励，医院想要更快、更准确地达成预算目标，就需要建立合理的奖励机制，提供让相关员工获得看得见、摸得着的奖励。

医院也需要引入先进的信息技术手段，比如预算管理系统和大数据分析，这样可以实时监控预算执行情况，进一步提高预算执行的控制力。

3. 引入预算管理的先进技术

科技的发展从来都不会制约我们的思考，只要使用得到，它便会成为我们日常工作的助力。在医院进行预算管理过程中，就可以引入先进的技术。

大数据和人工智能技术可以分析历史数据、掌握市场情况，可以帮助医院提高预算编制的准确性和科学性。

云计算和移动互联网技术可以实现预算管理的实时化和移动化，能够帮助医院提高预算执行的效率和灵活度。

先进的预算编制工具和软件也有很多，比如ERP系统和预算管理系统，它们可以帮助医院进一步提升预算管理的自动化和智能化水平。

第六章　经济与财务标准的建立与执行

医院经济与财务标准的建立与执行至关重要，它需立足于医院实际状况和发展规划，兼顾当前运营需求和预见未来发展趋势。标准应具备弹性和可调节性，以应对市场环境和政策调整变化。制定时需考虑医院规模、专业特色、患者需求及运营成本等因素，确保满足运营需求和保障患者权益。同时，注重财务标准的透明度和公开性，确保经济活动接受社会监督。

第一节　制定符合医院特点的财务标准

很多企业的财务标准都具有相似性，但是由于医院运营模式和业务特点的特殊性，使得我们不能用看其他企业那样常规的角度去了解它，所以医院需要根据自身的经营环境、业务需求等来制定相应的财务标准。符合医院特点的财务标准的制定，能够有效促进医院的长期稳定发展，如图 6-1 所示。

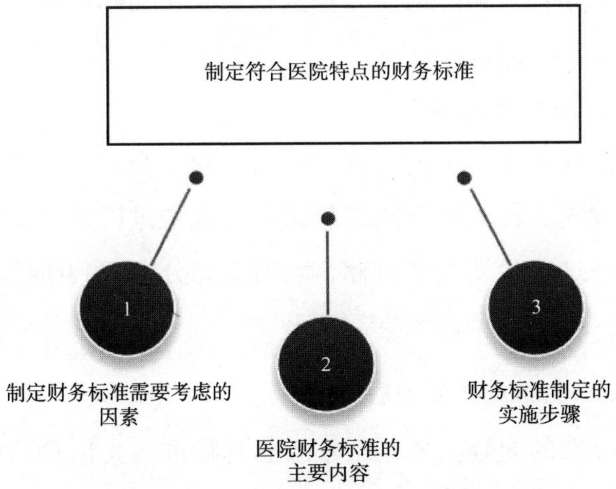

图 6-1　制定符合医院特点的财务标准

一、制定财务标准需要考虑的因素

制定符合医院特点的财务标准是一项重要的任务，但它很复杂。为确保财务标准的合理化，必须综合地考虑多方面的因素，包括医院的业务特点、运营成本、财务风险和长期发展规划。

1. 医院的业务特点

医疗服务、药品售卖、医疗设备使用等都是医院日常的基本业务，它们在收入和成本方面都比较特殊，所以在制定财务标准时，需要对相关业务展开详细的分析，保证最终的财务标准可以反映出医院真实的经营状况。

2. 医院的运营成本

医院的运营成本涉及多个方面，主要包括人力成本、设备折旧、药品采购等，为确保制定的财务标准具有科学性和合理性，医院需要对各项成本进行精确的计算和合理的分摊，以便能够更好地控制医院的运营成本。

3. 医院的财务风险

在日常运营过程中，医院随时可能面临各种不同程度的财务风险，比如信用风险、市场风险、操作风险等，如果想要有效地降低相关风险，就需要在财务标准中设置相应的风险控制措施，比如建立完善的风险预警机制、有力加强内部控制等。

4. 医院的长期发展规划

医院想要实现长期稳定的发展，就需要制定合理的长期发展规划，其内容包括扩大规模、提高医疗服务质量、引进先进医疗设备等，为保证财务标准能够支持这些长期发展目标，就需要充分考虑到医院的未来发展方向与需求。

二、医院财务标准的主要内容

医院财务标准的内容主要包括收入管理标准、支出管理标准、资产管理标准、财务报告标准和财务审计标准，不同标准的内容大致如下。

1. 收入管理标准

收入管理标准主要涉及医院在日常运营过程中所获得的各种收入的管理，其内容主要包括对医疗收入、药品收入、检查收入等各类收入的分类、记录和核算，确保收入的准确性和合规性。此外，医院还应该对收入的来源进行分析，以便更好地制订财务计划和策略。

2. 支出管理标准

支出管理标准主要关注医院在运营过程中所产生的各种支出的管理，其一般包括对人员工资、药品采购、设备购置、日常维护等各类支出的分类、记录和核算，确保支出的合理性和合规性。同时，还需要对支出成本进行控制和优化，以提高医院的效益。

3. 资产管理标准

资产管理标准主要涉及医院所拥有各类资产的管理。具体来说，该项标准的内容包括对固定资产、流动资产、无形资产等各类资产的分类、记录和核算，确保资产的完整性和安全性。此外，医院还需要对资产进行定期的盘点和评估，从而更好地实现资产管理。

4. 财务报告标准

财务报告标准主要涉及医院财务报告的编制和披露，其内容主要包括对资产负债表、利润表、现金流量表等各类财务报告的编制和披露，确保财务报告的准确性和完整性。在此基础上，也需要对财务报告进行分析和解读，以便更好地为医院的决策提供支持。

5. 财务审计标准

财务审计标准主要涉及医院财务审计的实施和管理。详细地说，该项标准主要包括对医院财务活动的合规性、真实性和有效性进行审计，确保财务活动的合法性和规范性。之后，便需要对审计结果进行分析和改进，旨在更好地提高医院的财务管理水平。

三、财务标准制定的实施步骤

财务标准的制定是一个循序渐进的过程，医院需要按照一定的步骤进行安排，可以将其大致分为五个阶段，依次为调研分析阶段、标准制定阶段、审核评估阶段、试点实施阶段、全面推广阶段，各阶段的具体工作内容如下。

1. 调研分析阶段

在调研分析阶段，医院需要对现有的财务流程、制度和标准进行全面的梳理和分析，该环节可以提供当前财务操作的全面视图，并揭示可能存在的问题和不足之处。可以通过问卷调查、访谈、数据分析等多种方式来收集信息。

例如，Y 医院通过内部审计发现现有的财务报告流程烦琐，导致报告周期过长，影响了决策效率。为解决这个问题，管理人员决定制定新的财务标准，以便简化流程并缩短报告周期。

2. 标准制定阶段

在调研分析的基础上，医院就可以制定新的财务标准，主要包括明确财务报告的格式、内容、时间要求等。在制定过程中，需要充分考虑内外部环境因素，确保新标准的科学性和可操作性。

例如，上述的 Y 医院决定采用国际财务报告准则（IFRS）作为其财务报告的标准，并结合现在的内部实际情况，制定了详细的报告模板和流程。同时，其负责人员还考虑到行业特点、企业规模、业务复杂性等因素，确保新标准既符合国际规范，又适应企业的具体需求。

3. 审核评估阶段

新制定的财务标准需要经过严格的审核和评估，才可以检测并确定其合理性和可行性。医院可以邀请内部或外部专家对标准进行评审，并提出实质性的修改意见。同时，医院还需要进行风险评估，确保新标准不会给未来的发展带来潜在的财务风险。

例如，在Y医院制定财务标准的过程中，管理层人员邀请了颇有经验的专业财务顾问对新标准进行审核，并进行了风险评估，确保新标准的实施不会影响财务的稳定性。此外，该医院还考虑了合规性问题，目的是确保新标准符合相关法律法规的要求。

4. 试点实施阶段

在审核评估通过后，医院就可以选择部分业务部门或附属分院进行试点实施，以检验新标准的实际效果。在试点过程中，相关人员应该密切关注实施情况，及时发现并解决可能出现的问题。

例如，Y医院在一个分院进行了试点实施，通过收集反馈信息，发现报告流程中的某些环节仍需优化。试点阶段是关键的测试环节，它可以帮助该医院在全面推广之前进行识别和修正问题，从而实现降低风险的目的。

5. 全面推广阶段

试点成功后，医院就可以将新财务标准推广到整个组织。在这个阶段，需要对全体员工进行培训，确保他们了解并掌握新标准。同时，医院还应该建立监督机制，保证员工能够有效执行新标准规定。

例如，在该案例中，Y医院将新标准推广到所有部门与分院，并定期对财务报告进行抽查，确保报告的准确性和及时性。在此期间，该医院还建立了反馈和持续改进机制，该机制帮助它适应了不断变化的市场和业务需求。

第二节　强化财务程序的合规性管理

医院的财务活动需要按照合理的程序完成，当我们重视并强化其合规性管理时，就可以有效地防止财务风险的发生，为医院的资金安全作出保障。同时财务程序的合规性管理还可以提高医院的财务透明度，让公众看得到医院的运营表现，从而获得对方的好感与信任。从各个角度考虑，都应该重视财务程序的合规性管理，保证医院的财务操作能够合规、合法、合理。

对医院财务程序进行合规性管理表面上是众多财务项目中的一个，但是该项业务工作如果成果不佳的话，就会影响到其他财务活动，所以在落实这方面的工作时，需要做好策略规划，一般医院需要建立财务制度和流程、加强财务监督和审计、提升财务人员专业素养和道德水平，如图 6-2 所示。

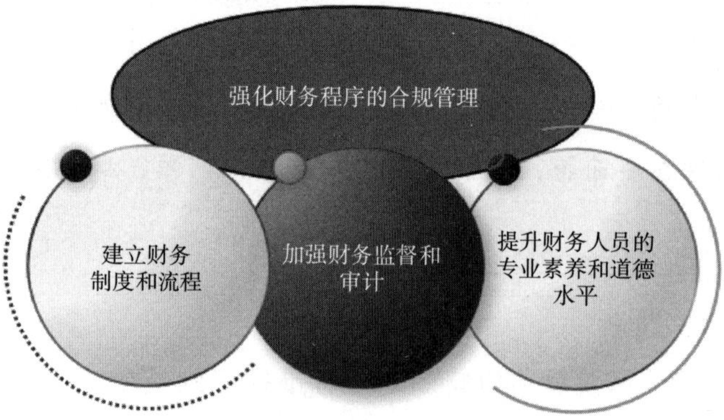

图 6-2　强化财务程序的合规管理

一、建立财务制度和流程

为保证财务程序的合规性，医院的财务操作就需要标准和规范，这样才可以提高财务管理的透明度，同时也可以保证工作内容的可追溯性，因此，医院需要制定并完善财务制度和流程。

1. 制定并完善财务制度

就财务制度的制定与完善工作而言，医院通常需要制定详细的财务政策、财务程序和内部控制机制，这些都可以促进财务活动趋向合规和透明。同时，仅仅制定制度是不够的，医院必须有临时应变的能力，所以也就需要不断地根据问题来更新制度内容，在此期间，问题是审计和挖掘出来的，而更新的内容则是经过分析与思考而来的。

2. 构建并改进财务流程

说起构建财务流程，很多医院都会有符合自身业务特点的财务流程，但是该流程也是需要不断改进的。一般可以对预算编制、资金管理、成本控制、财务报告等方面的业务流程进行改进，旨在提高财务工作效率和准确程度。同时，医院也需要重视先进技术的引入，现在有很多先进软件和系统都可以应用到医院的财务活动中，通过合理的选择和应用，就可以提高对财务数据的处理能力和分析水平。

二、加强财务监督和审计

确保财务程序合规的前提是掌握的财务数据必须真实可靠，这样才可以更高效地规避财务风险影响、防止舞弊行为发生等，因此医院就需要加强对财务活动的监督与审计。对财务业务的审计工作主要分为内部审计和外部审计两种。

1. 加强财务内部审计

医院需要定期或不定期地进行内部审计，这样就可以及时地发现并纠正财务问题，从而可以规避不少的财务风险。同时，通过合理的内部审计，医院就可以准确地优化财务程序，让其中存在的问题与不足无处遁形，进而提高财务效率，保证医院财务数据能够准确、真实。

2. 加强财务外部审计

医院还需要重视外部审计工作，可以寻求专业审计团队的帮助，他们可以对医院的财务报表进行公正、客观的评价，进而督促财务活动的真实性和合法性。同时，外部审计同样可以帮助医院发现诸多的潜在风险，并且专业人员还可以给出合适的改进意见，以便医院更好地实现财务程序合规化管理。

三、提升财务人员的专业素养和道德水平

实现财务程序的合规化管理，离不开医院每一位员工的努力，想要保证财务工作的高效合规，就必须重视人员培训和考核。对员工的培训不仅包括针对财务法规、会计准则、税务政策等专业知识的培训，还包含关于职业道德和职业操守的教育。

医院理应安排系统的培训，这可以帮助员工不断更新知识、提高业务能力，在这基础上，他们就可以更好地面对财务工作过程中的变化与挑战。

另外，医院还应该对员工进行定期的考核，这样才可以让他们更有警觉性，从而可以激励财务人员持续提升自身素质，在实际工作中也能够严格遵守制度、规范操作行为、防范财务风险。

总的来说，加强人员素质培训、定时考核员工水平可以有效提升财务团队的整体水平，这对医院财务程序实现合规性管理很有帮助。

例如，G 医院专业素质与道德水平提升计划如下。

为提高竞争力，G 医院意识到需要提高员工的专业素质和道德水平，同时确保财务程序的合规性管理。因此，财务人员制定了“专业素质与道德水平提升计划”。

一、目标

（1）提高员工的专业素质，包括医疗技能、服务意识、团队协作等方面。

（2）加强员工的道德修养。

（3）确保财务程序的合规性管理，防范财务风险。

二、实施步骤

1. 培训与教育

（1）举办专业技能培训班，邀请行业专家进行授课，提高员工的医疗技能和服务水平。

（2）开展职业道德教育，通过讲座、研讨等形式，引导员工树立正确的价值观和职业道德观。

（3）加强法律法规教育，让员工了解相关法律法规，提高合规意识。

2. 制度建设

（1）制定和完善各项管理制度，包括财务管理制度、人力资源管理制度等，确保各项工作的合规性。

（2）建立健全内部监督机制，加强对财务程序的监督和审计，防范财务风险。

3. 激励与考核

（1）设立专项奖励基金，对在专业素质和道德水平提升方面表现突出的员工给予奖励。

（2）将专业素质和道德水平纳入员工绩效考核体系，与薪酬、晋升等挂钩，激发员工的积极性。

通过实施“专业素质与道德水平提升计划”，G 医院员工的专业素质和道德水平得到了显著提高，财务程序的合规性管理也得到了有效加强。由此可见，通过提升财务人员的专业素养和道德水平，可以促进财务程序的合规性管理，从而助力医院的可持续发展。

第三节　风险控制与财务安全并重

理想状态下，医院的财务活动可以有条不紊、按部就班地进行，然而这样的境界几乎只能是幻想，因为总会存在一些不确定因素，其中，财务风险、财务安全就是需要医院格外关注的存在。因此，必须意识到，进行风险控制和保证财务安全同样重要，在医院的财务管理过程中缺一不可，如图 6-3 所示。

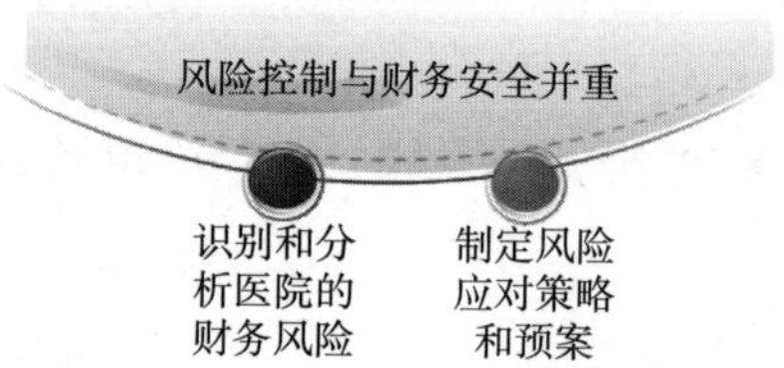

图 6-3　风险控制与财务安全并重

一、识别和分析医院的财务风险

控制医院财务风险的前提是能够及时识别到它的存在，并对其进行准确的分析。现阶段，医院的财务风险可能出现在各项财务活动中，主要包括收入风险、成本风险、投资风险等。医院需要对不同类型的财务风险进行识别，同时也应该选择合适的方法去分析已经识别到的风险。

1. 医院财务风险识别

想要保证医院能够稳定地运营，就需要及时地识别财务风险，以下是医院财务风险识别的几个主要方面。

（1）收入风险识别：医院需要仔细分析自身的主要收入来源，其主要包括患者就诊费用、政府补助、捐赠等。患者数量的波动、医保政策的变化、收费标准的调整等因素都可能给医院带来收入风险，通过对这些因素的深入分析，就可以提前预测到潜在的收入波动，从而采取相应的应对措施。

（2）成本风险识别：在日常运营过程中，医院会产生各种成本，包括人力成本、设备折旧、药品采购、日常维护等。成本控制不当、市场价格波动、设备故障等都可能成为形成成本风险的因素，在定期审查和监控后，便可以及时发现并解决成本超支的问题，确保财务状况的稳定。

（3）资金流动性风险识别：资金流动性风险是指医院在短期内无法满足其财务义务的风险，这可能是因为现金流入不足、应收账款回收缓慢、突发性大额支出等原因造成的。为检测和识别资金流动性风险，医院可以选择建立现金流管理机制，如果该机制可以发挥预想的效果，就可以帮助医院提前识别并应对资金流动性风险，确保日常运营的顺畅。

（4）投资风险识别：人们常说："投资有风险"，医院在进行投资时，也可能会因为选择错误或行为不当等原因导致投资产生风险。另外，项目选择不当、市场波动、政策变化等因素都有可能导致医院投资失败。我们需要对投资项目进行详细的可行性分析和风险评估，医院就可以降低投资风险，提高投资回报率。

（5）法律风险识别：医院的运营与发展也需要遵守各种法律法规，如医疗法规、劳动法、税法等。法律风险主要来自法律法规的变更、合同纠纷、医疗事故等。针对此类风险，可以尝试建立健全的法律风险防控机制，这样便能够帮助医院及时发现并应对潜在的法律风险，避免因违规操作而带来的经济损失和声誉损害。

2. 医院财务风险分析

在识别财务风险后，为了能够制定出针对性策略，就需要对这些风险展开准确的分析，从中总结的信息可以成为制定应对措施的依据。风险分析方法主要包括定性分析与定量分析两大类，可以将它们综合运用起来，进而可以对医院的财务风险状况进行全面的评估。

（1）定性分析。定性分析主要是通过对医院内外部环境的分析，评估出可能对医院财务状况产生影响的各种因素。如政策变化、市场竞争、内部管理等都可能对医院的财务状况产生影响。通过定性分析，就可以识别出这些潜在的风险因素，并对其可能带来的影响进行初步评估。

（2）定量分析。定量分析则是通过具体的财务数据，运用统计和数学方法进行分析，以量化的方式评估医院的财务风险。如财务比率分析、现金流量分析、资产负债表分析等都是常见的定量分析方法。对这些方法的合理选择与应用，可以帮助医院更精确地了解自身的财务状况，识别出财务风险的具体数值和趋势。

（3）风险评估。不论是定性分析，还是定量分析，采用诸多方法的最终目的一定是对财务风险进行评估，所以医院需要在得到分析结果后进行准确的综合评估，进而了解到财务风险的整体状况。医院面临的财务风险一般有很多，并且经常出现多个风险时间重叠的情况，那么就需要对这些风险进行优先级排序。

合理的风险评估工作一般包括风险识别、风险量化和风险排序三个步骤，按照这个步骤展开评估和防范工作，不仅可以帮助医院更加准确、更加快速地应对各种财务风险，还可以在最大程度上减轻财务风险为医院带来的损失。

例如，某医院在进行财务风险分析的过程中，财务部门发现医院的应收账款占总资产的比例较高，这引起了管理层的警觉。为更准确地评估这一风险，医院决定采用定性和定量分析相结合的方法。

1. 定性分析方法

通过定性分析，医院识别出以下应收账款占比较高的原因。

（1）患者欠费增多：部分患者因经济困难而无法及时支付医疗费用，导致医院的应收账款无法及时回收。

（2）政策影响：某些医保政策的调整导致医保结算周期延长，增加了医院的应收账款。

（3）内部管理不足：医院在应收账款管理上存在漏洞，如催收流程不规范、催收力度不够等。

2. 定量分析方法

医院通过定量分析，计算了以下三个关键的财务指标。

（1）应收账款周转率：通过计算得知，医院的应收账款周转率低于行业平均水平，表明医院的应收账款回收速度较慢。

（2）坏账准备率：分析发现，医院的坏账准备金与应收账款的比例较低，意味着一旦出现坏账，医院的财务状况将受到较大冲击。

（3）应收账款的账龄分析：通过账龄分析，医院发现有相当一部分应收账款已经逾期，增加了坏账风险。

3. 降低财务风险的措施

综合定性与定量分析的结果，医院管理层决定采取以下措施来降低财务风险。

（1）加强应收账款管理：制定更为严格的信用政策，对患者进行信用评估，合理控制信用额度。

（2）制定催收政策：优化催收流程，加强催收力度，对逾期账款采取更为积极的催收措施。

（3）增加坏账准备金：根据应收账款的风险评估，适当提高坏账准备金的比例，以应对可能发生的坏账损失。

（4）定期进行财务风险评估：建立定期财务风险评估机制，及时发现并处理潜在的财务风险。

通过这一系列措施的实施，医院不仅降低了财务风险，还提高了资金使用效率，确保了医院的财务健康和可持续发展。

二、制定风险应对策略和预案

为更好地应对财务风险，需要从两个方向做出努力：一方面是制定风险应对措施，旨在处理已经预测到的潜在财务风险；另一方面是制定应急预案，以此帮助医院更好地面对突发事件。

1. 风险应对策略

在面对各种潜在风险时，医院可以尝试采取多种应对策略来确保自身利益的最大化。以下是几种常见的风险应对策略。

（1）风险规避策略：该策略的核心在于通过避免从事可能导致风险的活动或投资来减少潜在的损失。比如，可以选择不进入高风险的市场或不投资高风险的项目，通过这种方式，风险规避策略能够有效地保护医院免受潜在损失的影响。

（2）风险降低策略：该策略旨在通过采取一系列措施来减少风险发生的概率或降低风险带来的负面影响。比如，医院可以通过加强员工培训、提高服务质量等方式，管控日常运营过程中的风险，采用这些方式，能有效降低潜在风险带来的威胁。

（3）风险转移策略：该策略旨在将风险转移给第三方，从而减轻自身承担的风险压力。常见的风险转移方式包括购买保险、签订合同中的风险转移条款、通过期货、期权等金融衍生品进行对冲等。比如，医院可以选择购买财产保险将火灾、盗窃等财产损失的风险转移给保险公司，此时风险转移策略能够有效地将风险转移给有能力承担的第三方。

（4）风险接受策略：该策略是指在充分评估风险后，选择接受并承担一定的风险。在某些情况下，风险也可能带来较高的收益，或者避免风险的成本可能高于风险本身带来的损失。比如，医院可以选择投资于高风险、高回报的项目，那么风险接受策略能够在权衡利弊后，合理地承担一定的风险，以期获得更大的收益。

2. 应急预案制定

为保证日常财务活动的顺利进行，医院都需要积极地进行风险预测、识别与应对，但是这主要是针对可以预测的潜在风险。然而在实际情况下，也会遇到很多突发事件，面对这样的情况，医院就应该制定更合理的应急预案，以便应对突发事件引起的风险。

（1）应急预案的基本框架和内容。应急预案是指医院在面对突发事件时，为迅速、有效地进行应对和处置，预先制定的一系列应对措施和行动方案。一个完整的应急预案通常包括以下几个基本框架和内容。

预案概述：简要介绍预案的背景、目的和适用范围。

组织结构：明确应急组织的构成，包括指挥机构、执行机构和协调机构等。

风险评估：分析可能发生的突发事件类型、发生概率及其潜在影响。

应急资源：列出应急处置所需的各类资源，如人力、物资、设备等。

应急流程：详细描述应急响应的各个阶段，包括预警、响应、处置和恢复等。

信息报告与沟通：规定信息报告的程序和沟通机制，确保信息的及时传递。

培训与演练：制订应急预案的培训计划和演练方案，提高相关人员的应急能力。

评估与改进：建立预案的评估机制，根据实际情况进行持续改进。

（2）应急预案的制定流程和责任分工。医院在制定应急预案时需要遵循一定的流程，并明确各参与部门和员工的责任分工。

需求分析：评估组织面临的潜在风险，确定预案制定的必要性和优先级。

预案编制：组建预案编制小组，明确各成员的职责和任务。

资料收集：收集相关法律法规、历史案例、专家意见等资料，为预案编制提供依据。

预案草拟：根据收集的资料，草拟预案初稿，明确应急响应的具体措施。

征求意见：向相关部门和专家征求意见，对预案进行修改和完善。

预案审批：将修改后的预案提交给决策层进行审批。

预案发布：通过正式渠道发布预案，并确保相关人员了解和掌握预案内容。

责任分工：明确各级领导、各部门和相关人员在预案实施中的具体职责。

（3）应急预案的演练和评估。为确保应急预案的有效性，医院还需要定期进行演练和评估。

演练计划：制订详细的演练计划，包括演练目标、内容、时间、地点和参与人员等。

演练实施：按照演练计划进行实际操作，模拟突发事件的应对过程。

演练总结：演练结束后，对演练过程进行总结，分析存在的问题和不足。

预案评估：根据演练结果和其他相关信息，对预案的有效性进行评估。

预案修订：根据评估结果，对预案进行必要的修订和完善。

持续改进：建立预案持续改进机制，确保预案始终适应实际需求。

第七章　医院财务管理流程优化与效率提升

在当下的医疗环境中，优化医院财务管理流程和提升效率至关重要，这会直接影响医院运营和患者满意度。医院需分析和改进财务管理流程，特别是收入管理，确保准确及时入账，并监控收入来源。同时，还要优化支出管理、控制成本和提升资金效率。此外，医院还应推进财务信息化，利用技术提升管理自动化和智能化，引入高效软件实现数据共享和精准分析，为决策提供准确信息。

第一节　现有财务流程的深入剖析

在前面章节对预算管理、成本控制进行了详细的讲解，后续还会对会计核算、审计监察等进行了解，在这些方面付出这么多努力，主要是为更好地完成财务管理工作。现在，我们可以对大部分医院现有的财务流程进行深入的剖析，以便为后续的财务管理提供有效的信息依据。

在分析医院财务流程的主要组成部分时，需要深入了解和研究医院财务系统的核心要素和关键环节。医院财务流程主要涉及收入管理、成本核算、预算管理、资产管理等，通过对这些主要组成部分的详细分析，可以全面了解医院财务流程的运作机制和优化方向，如图 7-1 所示。

医院收入管理流程分析
医院成本核算流程分析
现有财务流程的深入剖析
医院资产管理流程分析
医院预算管理流程分析

图 7-1　现有财务流程的深入剖析

一、医院收入管理流程分析

1. 收入管理流程的基本环节

（1）费用产生与初步核算：患者在医院就诊时，会产生包括挂号费、检查费、药品费、治疗费等多项不同的费用。这些费用首先需要由各个科室或窗口进行初步的记录和核算，确保每项费用都有明确的来源和去向。

（2）费用收取与汇总：经过初步核算后，诸多的费用会被转交给医院的收费处。收费处的工作人员会核对费用的准确性和完整性，然后进行收取，并将收取的费用进行分类汇总。

（3）财务审核与管理：收费处将汇总后的费用上交给财务部门。财务部门会对这些费用进行进一步的审核和管理，包括核对账目、编制财务报表等，以确保收入的合法性和准确性。

（4）数据分析与决策：财务部门会将整理好的收入数据提交给医院管理层。管理层会根据这些数据进行分析和决策，以优化医院的收入结构，提高效益。

2. 收入管理流程的常见问题

（1）核算与收取环节的误差：在费用产生与初步核算阶段，可能会出现工作人员的疏忽或系统的不完善的情况，这可能会引发费用计算错误、遗漏或重复收取等问题。

（2）数据处理不及时或不准确：在费用收取与汇总及财务审核与管理阶段，数据量庞大或处理流程烦琐，可能会出现数据处理不及时或不准确的情况，导致收入数据无法及时反映医院的经营状况。

（3）决策过于依赖数据：在数据分析与决策阶段，医院管理层可能会过于依赖收入数据，而忽视其他重要的经营因素，如患者满意度、医疗服务质量等。这可能导致决策失误，影响医院的长期发展。

二、医院成本核算流程分析

1. 成本核算流程的基本环节

（1）数据收集：医院需要从各个科室、部门及供应链中获取大量财务数据，包括但不限于药品耗材的采购与消耗、医疗设备的维护与折旧、员工的薪酬与福利等。为确保数据的完整性，需建立严格的数据录入和审核机制。

（2）数据分类与整理：医院需要按照性质、用途等对收集到的数据进行分类，如将成本分为固定成本与变动成本、直接成本与间接成本等。分类后，数据会被有效整理，形成清晰明了的成本报表，便于后续分析。

（3）成本计算：依据分类整理后的数据，医院就需要采用适当的计算方法来计算各项服务或产品的成本，如加权平均法、边际成本法等。这一步骤要求我们必须进行精确的数学运算，并掌握丰富的会计知识。

（4）结果分析与报告：成本计算完成后，医院需对结果进行深入分析，识别成本控制的重点与难点，形成成本分析报告。报告应详细阐述各项成本的构成、变化趋势及可能的影响因素。

（5）决策支持：成本核算的最终目的是为医院的决策提供支持。医院管理层可以根据成本分析报告，制定或调整成本控制策略，优化资源配置，提高运营效率。

2. 成本核算流程的常见问题

（1）数据不准确与不完整：由于数据来源多样，数据录入错误、遗漏或更新不及时等问题时有发生，医院成本核算结果出现偏差。

（2）分类标准不一致：不同科室或部门在成本分类时可能采用不同的标准，导致数据难以统一汇总和分析，影响成本核算的准确性。

（3）计算方法不合理：成本核算方法的选择直接影响结果的准确性。若采用不恰当的计算方法，可能导致成本被高估或低估，影响医院的经营决策。

（4）分析结果应用不足：即使成本核算结果准确，但若未能得到及时有效的应用，如用于成本控制、预算制定等，那么成本核算的意义将大打折扣。

（5）信息系统不完善：部分医院在成本核算过程中，由于信息系统落后或功能不足，使得数据收集、整理、计算等步骤效率低下，影响成本核算的及时性和准确性。

三、医院预算管理流程分析

1. 预算管理流程的基本环节

（1）预算编制：医院需综合考虑战略目标、历史数据、市场趋势等多元因素，科学制定预算。各部门则需要协同合作，提供精确数据，确保预算的全面性和准确性。

（2）预算审批：管理层需要仔细地审查预算，依据医院整体战略和财务状况，进行必要的调整和优化，保证预算的可行性和效益最大化。

（3）预算执行：预算得到批准后，就进入实际操作阶段。医院各部门需严格按照预算执行，同时建立有效的监控机制，实时跟踪预算执行情况，及时调整策略，避免超支和浪费。

（4）预算评估与调整：预算执行结束后，医院就需要进行全面评估，分析预算执行的成效与不足。基于评估结果，可以对预算进行必要的调整，为下一周期的预算编制提供宝贵经验和改进方向。

2. 预算管理流程的常见问题

（1）预算编制缺乏科学性：部分医院在编制预算时，会因为未充分收集和分析数据，导致预算过于笼统，缺乏精确性。这可能导致预算在执行中偏离实际，影响医院运营。

（2）预算审批流于形式：审批过程过于宽松，未对预算进行深入审查，可能导致不合理预算通过，造成医院资源浪费或运营效率低下。

（3）预算执行监控不足：缺乏有效的预算执行监控机制，可能导致预算执行过程中的超支、浪费或效率低下，这将对医院的财务状况和运营产生负面影响。

（4）预算评估与调整不及时：评估和调整环节滞后，未能及时反映预算执行的实际情况和问题，导致预算无法持续优化和改进，这可能影响医院的长远发展。

四、医院资产管理流程分析

1. 资产管理流程的基本环节

（1）采购环节：医院依据业务需求制订采购计划，确保所需医疗设备、药品、办公用品等物资的及时补充。这一步骤要求细致的需求分析和市场调研，以选择性价比高的产品。

（2）入库环节：医院采购的资产经过严格的质量检验和数量核对后，才可以入库登记。此环节需建立详细的入库记录，包括资产名称、规格、数量、供应商信息等，为后续管理提供依据。

（3）分配与使用环节：根据医院科室需求，资产被合理分配到各个部门，确保资源的有效利用。同时，建立资产使用登记制度，跟踪资产的使用情况。

（4）维护与保养环节：医院需要定期对资产进行维护和保养，延长使用寿命，减少故障率。此环节需制订详细的维护计划，并培训相关人员执行。

（5）报废处理环节：对于无法继续使用或达到报废标准的资产，医院应该按照相关规定进行报废处理，确保资产合理退出，避免资源浪费和环境污染。

2. 资产管理流程的常见问题

（1）管理混乱：资产种类繁多、数量庞大，缺乏统一的管理系统，导致医院资产管理效率低下，难以实现精细化管理。

（2）盲目采购：未充分考虑实际需求和市场变化，盲目进行资产采购，导致医院的资源浪费和资金占用。

（3）维护保养不足：缺乏系统的维护保养机制，导致设备故障频发，影响医疗服务质量和效率。

（4）报废处理不规范：报废资产处理不当，可能导致环境污染和资源浪费，甚至违反相关法律法规。

（5）信息化程度低：传统的手工管理方式已难以满足现代医院资产管理的需求，信息化水平低导致管理效率低下，数据不准确。

第二节　引入先进管理工具与技术

“任何足够先进的技术等同于魔术”，科技的发展、时代的进步促使越来越多的先进管理工具和技术进入医疗行业，如果能够合理地选择和应用，医院就可以实现更好的运营和发展。在财务管理过程中，同样可以引入先进的管理工具与技术，在减轻工作难度的同时也能够提高管理效率。

一、先进管理工具与技术介绍

医院首先需要接触和了解一些先进财务管理工具与技术，在经过使用后明确其功能，从而选择合适的工具或技术。作为承担相应工作的医院财务人员，需要掌握医院所选择的这些先进管理工具与技术的情况，下面是对一些关键的先进财务管理工具与技术的详细介绍，如图 7-2 所示。

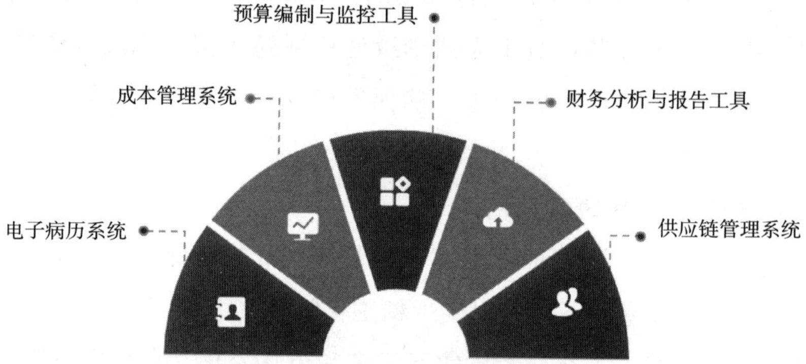

图 7-2　先进管理工具与技术介绍

1. 电子病历系统

引入电子病历系统后，医院能够实现病历信息的数字化管理，从而提高财务数据的准确性和处理速度。此外，电子病历系统还可以与财务系统无缝对接，实现数据的实时更新和共享，进一步提升财务管理的效率。

2. 成本管理系统

成本管理系统能够帮助医院详细分析各项医疗活动的成本，从而制订合理的收费标准和预算计划。引入成本管理系统后，医院可以更好地控制成本，提高资源利用效率，确保财务健康。

3. 预算编制与监控工具

这些工具可以帮助医院制订详细的预算计划，并实时监控预算执行情况。预算编制与监控工具的合理引入，可以帮助我们及时发现和解决财务问题，确保预算目标的实现。

4. 财务分析与报告工具

该类型的工具可以为医院提供强大的数据分析和报告功能，它们可以帮助医院管理层深入了解财务状况，制定科学的决策。通过应用财务分析与报告工具，医院可以生成各种财务报告，如资产负债表、利润表和现金流量表等，为之后的运营和发展提供有力支持。

5. 供应链管理系统

供应链管理系统能够帮助医院优化采购流程，降低采购成本，提高物资管理效率。该系统在投入使用后，只要使用得当，医院就可以实现对医疗物资的实时监控和管理，确保物资供应的稳定性和及时性。

二、先进管理工具与技术在医院财务管理中的应用

先进的管理工具与技术在医院财务管理中的合理应用，不仅能够提高医疗服务效率，还能够保证数据的准确性和安全性。通过不断引入和优化这些工具和技术，医院就可以更好地应对财务管理中的各种挑战，提升整体运营效率和管理水平。

至于该如何选择和应用诸多的先进管理工具与技术，再多的理论表述都不是实践见真知。如果医院没有清晰的应用思路和详细的应用计划，就可以从他处进行学习，毕竟，在财务管理方面，取得成功的一方就有资格成为探索一方的“良师”。

下面是一些成功应用先进管理工具与技术，助力财务管理顺利开展的案例，我们可以了解成功的医院是怎样做的，也可以从中筛选出对我们有用的信息或技巧。

案例一：应用ERP系统优化医院财务管理流程

甲医院面临着财务管理流程烦琐、效率低下、数据孤岛等问题。为解决这些问题，提高财务管理的效率和准确性，该医院的财务部门决定引入先进的管理工具与技术——ERP系统。

一、财务人员分析出的目标

（1）实现财务数据的集中管理，消除信息孤岛。

（2）提高财务流程的自动化程度，减少人工操作。

（3）加强成本控制，提高财务决策的科学性。

（4）提升财务报告的准确性和及时性。

二、具体的实施步骤

1. 需求分析

（1）与各部门沟通，了解财务管理的具体需求。

（2）分析现有流程，确定需要优化的环节。

2. 系统选型

（1）对比多家ERP供应商，选择适合医院特点的系统。

（2）确定系统功能模块，如总账管理、应付账款、应收账款、资产管理、成本核算等。

3. 系统部署

（1）搭建硬件环境，如服务器、网络设备等。

（2）安装ERP系统，进行系统配置和定制开发。

（3）进行数据迁移，确保历史数据的完整性和准确性。

4. 培训与推广

（1）对财务部门及相关业务部门进行ERP系统培训。

（2）制订推广计划，鼓励员工使用新系统。

5. 流程优化

（1）根据ERP系统的特点，优化财务流程。

（2）制定相应的操作规程和管理制度。

6. 系统测试与上线

（1）进行系统测试，确保各项功能正常运行。

（2）正式上线，切换到 ERP 系统进行日常财务管理。

三、效果评估

（1）财务数据集中管理，提高了数据共享和利用效率。

（2）财务流程自动化程度提高，减少了人工操作，降低了错误率。

（3）成本控制得到加强，提高了医院的效益。

（4）财务报告更加准确、及时，为医院决策提供了有力支持。

通过引入 ERP 系统，该医院在财务管理方面取得了显著的改进。未来，医院将继续优化系统功能，提升管理水平，为患者提供更优质的医疗服务。

案例二：成本管理系统在医院财务管理中的应用

乙医院面临着提高运营效率、降低成本、提升服务质量的挑战。为应对这些挑战，医院财务部门决定引入先进的管理工具与技术，建立一个应用成本控制系统，以实现精细化管理。

一、存在的问题

医院现阶段在财务管理方面存在以下问题。

（1）医院成本控制体系不完善，缺乏有效的成本核算和监控机制。

（2）医疗资源浪费严重，设备使用率低，药品库存积压。

（3）医疗服务价格体系不合理，导致部分项目亏损。

（4）医院财务数据分散，缺乏统一的分析和决策支持平台。

二、解决方案

对上述问题进行分析后，财务人员制定的解决方案如下。

（1）引入先进的成本管理系统，实现全院成本核算和监控。

（2）采用精细化管理方法，对医疗资源进行优化配置。

（3）通过成本分析，调整医疗服务价格体系，实现收支平衡。

（4）建立统一的财务数据平台，为决策提供支持。

三、步骤

具体落实工作的步骤如下。

（1）选择合适的成本管理系统供应商，进行系统部署和定制开发。

（2）对全院各部门进行成本核算培训，确保数据准确性和完整性。

（3）制定成本控制目标和考核指标，建立奖惩机制。

（4）定期进行成本分析，及时调整经营策略。

（5）利用系统提供的数据，进行财务分析和决策支持。

四、效果

适当应用成本管理系统后达成的效果如下。

（1）成本控制体系得到完善，成本核算和监控机制有效运行。

（2）医疗资源得到优化配置，设备使用率提高，药品库存减少。

（3）医疗服务价格体系得到调整，实现收支平衡。

（4）财务数据集中管理，为决策提供有力支持，提高了医院的运营效率和管理水平。

通过引入先进的管理工具与技术，乙医院成功建立了应用成本控制系统，实现了精细化管理，提高了运营效率和管理水平，为医院的可持续发展奠定了坚实基础。

第三节　实现财务管理的高效运作

财务管理工作的顺利与否表面上只是影响了医院的财务状况，但是实际上却是整个医院所有部门运营的重要影响因素。因此，为实现可持续发展的目标，医院就需要做到让财务管理高效运作。

一、确定财务管理目标

很多企业家和企业管理者都在强调一个观点：目标是引导行为的关键。目标理应是先于行动的，就像一个人要干很多事情，能够干好的往往都是从一开始就知道最后要的是什么，这就是目标的作用。所以，在进行财务管理的过程中，医院首先需要做的就是确定财务管理的目标。

医院的财务管理工作是一项长期性的任务，所以一般可以将其目标分为阶段性目标和最终目标。

1. 阶段性目标

就阶段性目标而言，它通常是指医院针对一段时间内而设置的目标，根据时间的长短，该目标可以分为短期目标、中期目标和长期目标。

（1）短期目标：这些目标通常在一年以内实现，主要包括日常运营资金的管理、现金流的维持、成本控制和预算执行。具体来说，医院需要确保日常运营中的各项费用得到合理控制，避免浪费，同时保持良好的现金流，以应对突发情况和紧急需求。

（2）中期目标：这些目标通常在三到五年内实现，主要包括资产的优化配置、财务结构的调整和财务风险的管理。医院需要通过合理的资产配置，提高资产的使用效率，同时优化财务结构，降低负债率，减少财务风险。

（3）长期目标：这些目标通常在五年以上实现，主要包括财务可持续性、投资回报和品牌价值的提升。医院需要通过持续的财务管理和投资，确保医院的长期发展，提升医院的品牌价值，增强市场竞争力。

2. 最终目标

最终目标则是指医院财务管理的终极追求，它很多时候不能单单被认为是一个目标或方向，因为它更像是一种期望，主要包括以下几个方面。

（1）财务健康：确保医院在任何时候都具备良好的财务状况，能够应对各种内外部挑战，保持稳定的运营和发展。

（2）资源优化：通过合理的资源配置和管理，提高医院的整体运营效率，确保各项资源得到充分利用，减少浪费。

（3）可持续发展：在确保当前财务健康的基础上，注重长期发展，通过投资和创新，提升医院的核心竞争力，实现可持续发展。

（4）社会效益：通过提供优质医疗服务，满足社会需求，提升医院的社会形象和品牌价值。

3. 阶段性目标与最终目标的关系

在我们的工作计划中，阶段性目标的设定是为了向医院提供全面而详细的财务管理信息。这些阶段性目标的实现，将为达成最终目标奠定坚实的基础。每一个阶段性目标都具有其独特的价值和意义，它们不仅独立存在，而且相互关联，共同构成了整个财务管理计划的骨架。

最终目标则是将所有阶段性目标进行整合，形成一个完整而系统的结果。通过逐步实现每一个阶段性目标，能够确保最终目标的顺利实现，从而为医院的财务管理提供一个高效、可靠的解决方案。

二、实现财务管理高效运作的具体措施

在明确财务管理目标的情况下，我们的财务管理工作就不会再迷茫，此时也就可以为其制定合理的措施，主要包括建立健全的财务管理制度、引入先进管理工具与技术、进行内部控制和审计、提高财务管理人员的专业素质与技能、注重财务信息公开和透明等。

在其他章节已经对建立健全的财务管理制度、引入先进管理工具与技术、进行内部控制和审计等策略作出过比较细致的分析，因此在此处就会重点介绍提高财务管理人员的专业素质与技能、注重财务信息公开和透明两个有效措施的相关内容。

1. 提高财务管理人员的专业素质与技能

> 某医院的财务管理人员的专业素质和技能相对较低，导致其财务管理效率低下，影响了整体运营。为解决这一问题，医院决定采取措施提高财务管理人员的专业素质与技能，实现财务管理高效化。

1. 具体措施

（1）培训与教育：医院组织了一系列的培训课程，包括财务管理基础知识、会计准则、财务分析、预算编制等。此外，还鼓励财务管理人员参加外部培训和专业资格认证考试，如注册会计师（CPA）等。

（2）引进专业人才：医院积极引进具有较高专业素质和丰富经验的财务管理人员，为现有团队注入新鲜血液。这些专业人才可以分享他们的经验和知识，帮助其他员工提高专业素质。

（3）建立激励机制：医院制定了绩效考核制度，根据财务管理人员的工作表现和贡献给予相应的奖励。这有助于激发员工的积极性和学习热情，提高工作效率。

（4）优化工作流程：医院对现有的财务管理流程进行了梳理和优化，减少不必要的环节，提高工作效率。同时，引入先进的财务管理软件，实现数据共享和自动化处理，降低人工错误率。

（5）加强内部沟通与协作：医院鼓励财务管理部门与其他部门加强沟通与协作，共同解决财务管理问题。通过定期召开跨部门会议，分享信息和经验，提高团队协作能力。

2. 最终成效

（1）财务管理人员的专业素质和技能得到显著提升，能够更好地应对复杂的财务管理任务。

（2）财务管理效率大幅提高，预算编制、成本控制、财务分析等关键环节的处理速度加快，为医院节省了大量时间和资源。

（3）财务数据的准确性和可靠性得到提高，为医院管理层提供了更加科学的决策依据。

（4）财务管理团队的凝聚力和协作能力增强，形成了良好的工作氛围，有助于医院的长期发展。

通过提高财务管理人员的专业素质与技能，该医院成功实现了财务管理高效化。

这一案例表明，加强员工培训、引进专业人才、建立激励机制、优化工作流程及加强内部沟通与协作是提高医院财务管理效率的有效途径，如图 7-3 所示。

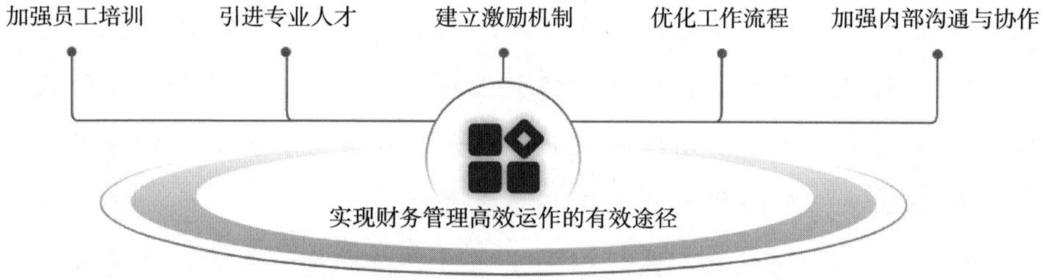

图 7-3　实现财务管理高效运作的有效途径

（1）加强员工培训：为提升财务管理人员的专业技能和工作效率，医院需要加大对员工的培训力度。通过定期组织各类培训课程和工作坊，员工可以不断学习新的知识和技能，从而提高整体团队的素质和竞争力。

（2）引进专业人才：为进一步提升医院的医疗水平和服务质量，医院可以尝试积极引进各领域的专业人才。通过招聘具有丰富经验和专业背景的优秀人才，医院可以就更好地应对市场变化和业务需求，推动自身的可持续发展。

（3）建立激励机制：为激发财务人员的工作积极性和创造力，医院还可以选择建立完善的激励机制。通过设定合理的薪酬福利、晋升通道和奖励政策，员工可以更好地发挥自己的潜力，促进医院财务管理工作的顺利完成。

（4）优化工作流程：想要提高运营效率和降低运营成本，医院必须对现有的财务流程进行优化。通过梳理各个环节的工作内容和职责，简化不必要的流程和手续，医院可以更好地应对财务风险和突发事件，提升整体运营效率。

（5）加强内部沟通与协作：财务管理的顺利开展，离不开员工、部门之间的协同合作，所以医院应该加强内部沟通。可以定期召开部门会议、建立信息共享平台和加强团队建设活动，这样员工就可以更好地了解医院的发展方向和业务动态，从而提高整体团队的凝聚力和执行力。

2. 注重财务信息的公开和透明

注重财务信息的公开和透明，就代表医院应当积极主动地向公众披露其财务状况、经营成果和现金流量等相关信息。这不仅包括定期发布的财务报表，如资产负债表、利润表和现金流量表，还应涵盖其他重要的财务指标和分析。通过这种方式，医院就可以增强外界对自身的信任，提高公信力和认可度。

为实现财务信息的公开和透明，医院应该建立健全的财务信息披露机制，确保信息的准确性和及时性。同时，医院还可以选择通过多种渠道，如官方网站、年报、新闻发布会等，向公众传递这些信息。此外，医院也应该积极回应投资者、债权人和其他利益相关者的查询，提供必要的解释和补充信息，以确保信息的全面性和易理解性。

第八章　全国医院的财务管理蓝图

在全国医院的财务管理领域，构建一个清晰的人才蓝图至关重要。这一蓝图旨在明确未来财务管理人员的培养方向、发展路径及所需的核心能力。随着医疗行业的快速发展和变革，财务管理人员面临着新的挑战和机遇。因此，全国医院需要制定一套系统的、前瞻性的财务管理人才培养计划，以确保医院财务工作的持续稳定和高效运行。

第一节　担任财务部部长的新挑战

我们常说："能力越大，责任越大"，医院的财务部部长对整个财务管理过程都有很大的决策权力，与此同时，承担这一角色，也就需要面对诸多的挑战。随着医疗环境的变化、医疗政策的变革，使得财务部部长总会面临一些新的挑战，这就要求其更要清楚地意识到自己的职责所在，如图 8-1 所示。

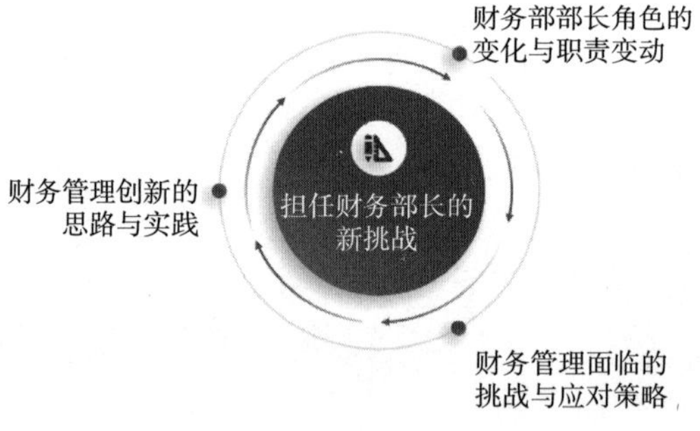

图 8-1　担任财务部长的新挑战

一、财务部部长角色的变化与职责变动

在早些年前的医院中，财务部部长的角色更多地集中在日常的财务核算、资金管理和财务报告上。那时的财务部门往往被视为一个支持性的后

台部门，其主要任务是确保医院的财务记录准确无误，并按照规定的时间节点完成财务报告。

然而，现如今，财务部部长的角色已经发生了根本性的变化。现在的财务部部长不仅要负责传统的财务核算和报告工作，还要参与医院的战略规划、成本控制、预算管理、投资决策和风险管理等多个方面的诸多工作。

比如，现代医院的财务部部长需要与医院管理层一起制定长期的战略目标，并通过财务分析来支持这些目标的实现。此外，财务部部长还需要对医院的成本结构进行深入分析，以识别节约成本和提高效率的机会。

张部长在医院财务部的十年变迁

张部长在一家知名的公立医院担任财务部部长已有十年之久。在这十年里，他见证了医院财务部门从传统手工记账到全面信息化管理的巨大转变，同时也经历了个人角色和职责的多次调整。

张部长刚上任时，医院财务部的工作主要依赖于手工记账和简单的电子表格。他的主要职责是确保所有财务记录的准确性，监督日常的收支情况，并为医院管理层提供财务报告。那时，他更多地扮演的是一个记录者和监督者的角色。

随着信息技术的发展，医院开始引入财务管理系统，张部长的角色也随之转变。他开始学习如何使用新的财务软件，同时负责指导团队成员适应新系统。在这个阶段，他不仅是技术的使用者，更是团队的培训者和推动者。

随着医院规模的扩大和医疗服务的多样化，张部长的职责进一步扩展。他开始参与医院的战略规划，为医院的投资决策提供财务分析和建议。同时，他还负责与外部审计机构沟通，确保医院的财务报告符合相关法规和标准。

在过去的十年中，张部长还面临了医疗行业政策的多次调整，包括医保政策、药品零差价政策等。这些政策变动对医院的财务状况产生了重大影响，张部长需要不断调整财务策略，以确保医院的财务健康和可持续发展。

随着大数据和人工智能技术的兴起，张部长又开始探索如何利用这些新技术优化财务流程，提高工作效率。他领导团队开发了基于大数据的财务预测模型，以便更准确地预测医院的收入和支出趋势。

张部长在医院财务部的十年变迁，不仅反映了个人职业生涯的成长和转变，也映射了整个医疗行业在财务管理方面的进步和挑战。从手工记账到信息化管理，从日常监督到战略规划，张部长的角色和职责不断扩展和深化，体现了财务专业人士在现代医院管理中的重要作用。

二、财务管理面临的挑战与应对策略

1. 面临的挑战

在前面，多次提到了财务管理面临着诸多的挑战，那这些挑战到底体现在哪些方面呢？

（1）医疗技术进步的同时患者的需求也更加地多样化，医院面临着不断投资于新技术和新服务的压力。这些新技术和新服务的引进，虽然可以提高诊疗水平和患者的就医体验，但同时也给医院的财务状况带来了巨大的压力。

为了跟上技术发展的步伐，医院需要投入大量资金用于购买先进的医疗设备、引进先进的治疗方法及培训医护人员。这些投资不仅需要大量的初始资金，还需要持续的维护和更新费用，这就对医院的财务状况提出了更高的要求。

（2）医疗政策的不断变化要求财务部门必须具备高度的灵活性和适应性，以应对政策变动带来的财务影响。医疗政策的变化可能涉及医保报销比例、药品价格调整、医疗服务收费标准等多个方面，这些变化都会直接影响医院的收入和支出。

财务部门还需要密切关注政策动态，及时调整财务策略，确保医院在政策变动中能够保持财务稳定。此外，财务部门还应该具备应对突发事件的能力，如突发公共卫生事件可能导致医院收入的急剧下降，财务部门就需要迅速采取措施，确保医院的正常运营。

（3）其实我们可以发现，患者对医疗服务质量要求在逐渐提高，医院需要在保证服务质量的同时控制成本。患者对医疗服务质量的要求不仅仅局限于诊疗效果，还包括就医环境、服务态度、等候时间等多个方面。为满足患者的需求，医院需要在各个环节上提升服务质量，这往往需要投入更多的资源和资金。

然而，在提升服务质量的同时，医院还需要控制成本，以确保财务的可持续性。财务管理需要在保证服务质量的前提下，使用精细化管理、成本控制等手段，实现资源的最优配置，确保医院在激烈的市场竞争中保持竞争力。

2. 应对策略

有问题就要解决、有挑战就要应对，作为医院财务部部长，就需要采取一些可行的策略方针。比如，建立预算管理体系、推动财务信息化建设、加强与其他部门沟通合作等。

（1）建立全面的预算管理体系，确保资源的合理配置和有效利用。通过制订详细的预算计划，明确各部门的预算目标和责任，医院财务部就可以实现对财务活动的全过程监控。同时，建立预算调整机制，也就可以确保预算管理的灵活性和适应性，以应对市场变化和医院发展的需要。

（2）推动财务信息化，减少手工操作和人为错误，提高财务工作效率。通过引入先进的财务软件和系统，财务部部长可以帮助医院实现财务数据的自动化处理和实时更新，确保数据的准确性和及时性。此外，加强财务数据分析能力，也能够为医院的财务决策提供有力支持，进而推动财务管理水平的提升。

（3）加强与其他部门的沟通合作，形成协同效应，提高医院整体运营效率。通过定期召开跨部门协调会议，分享信息和资源，可以解决跨部门合作中的问题。同时，医院还需要建立有效的沟通机制，确保各部门之间的信息传递畅通无阻，避免因信息不对称导致的资源浪费和工作效率低下。

三、财务管理创新的思路与实践

1. 创新方面

在创新方面，医院财务部部长可以考虑以下几个思路。

（1）可以探索实施全面成本管理，通过分析医院的整个价值链来识别成本节约的机会。

（2）可以引入作业成本法，该成本法可以更准确地分配成本到具体的医疗服务和项目上。

（3）还可以考虑采用平衡计分卡等管理工具，将财务指标与非财务指标结合起来，全面评估医院的运营绩效。

2. 实践方面

在实践方面，财务部部长可以推动实施一系列创新项目。比如，可以建立一个跨部门的成本控制小组，定期审查和优化医院的运营流程。此外，财务部部长还可以与信息技术部门合作，开发或引入先进的财务管理软件，以提高财务数据的准确性和时效性。最后，财务部部长应该鼓励财务团队持续学习和掌握最新的财务管理知识和技能，以适应不断变化的医疗环境。

第二节　全国医院财务管理体系的构建

全国医院财务管理体系的构建是一个复杂而系统的过程，它不仅关系到医院的日常运营，还涉及医疗服务质量、患者满意度及医院的可持续发展。一个健全的财务管理体系能够确保医院资金的合理配置和使用，提高医院的社会效益，如图 8-2 所示。

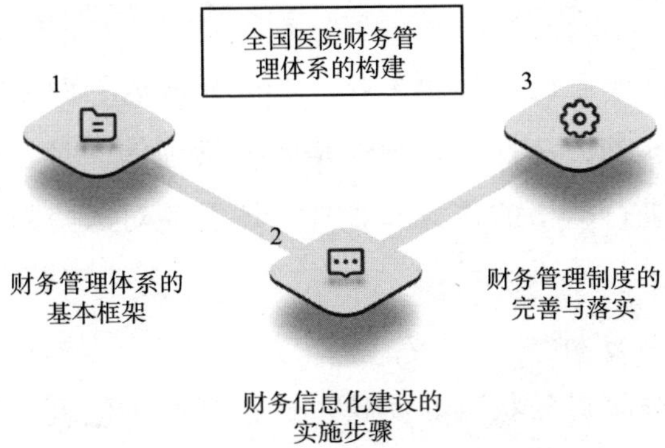

图 8-2　全国医院财务管理体系的构建

一、财务管理体系的基本框架

为构建一个全国性的医院财务管理体系，首先需要确立一个科学合理的框架。这个框架通常包括以下几个核心组成部分，它们共同构成了医院财务管理的基础。

1. 预算管理

一般情况下，预算管理被认为医院财务管理的起点，它涉及医院年度收支计划的制订。预算管理需要根据医院的实际情况，结合医疗市场的发展趋势，科学合理地编制收入预算和支出预算。这不仅需要对医院的财务状况有深入的了解，还需要对医疗市场的未来走向有准确的预测。

2. 成本管理

成本管理包括对医院直接成本和间接成本的核算与控制，通过有效的成本管理，医院可以降低运营成本，提高资源使用效率。这不仅涉及对各项医疗活动的成本进行精确计算，还需要对医院的运营流程进行优化，以减少不必要的开支。

3. 资产管理

资产管理主要关注医院固定资产和流动资产的管理，在此期间，医院需要对资产进行定期盘点，确保资产的完整性和使用效率。此时，一方面需要对医院的固定资产进行详细的记录和管理，另外还需要对流动资产进行有效的监控和调配。

4. 收入管理

收入管理关注医院的医疗服务收入、药品收入、政府补助等各项收入的管理。确保收入的合法性和合规性是收入管理的关键，这要求我们不仅需要对各项收入进行严格的核算和管理，还需要对医院的收费政策进行合理的制定和调整。

5. 财务报告与分析

财务报告是医院财务状况的反映，包括资产负债表、利润表、现金流量表等。通过财务报告的分析，医院管理层可以了解医院的财务状况，为决策提供依据。这不仅需要对财务数据进行准确的记录和整理，还需要对财务数据进行深入的分析和解读。

6. 内部控制与审计

内部控制是确保医院财务活动合规、有效的重要手段。审计则是对内部控制的再监督，通过内部审计和外部审计，可以发现和纠正财务活动中的问题。这不仅需要对医院的财务制度进行严格的制定和执行，还需要对财务活动进行定期的检查和评估。

二、财务信息化建设的实施步骤

信息化建设这一概念频繁出现在各行各业，大家之所以对它的讨论度高，就是因为其具备很明显的作用。相应地，如果一家医院不重视信息化建设，那在财务管理过程中必然会面临更多的困难，因此，理应推动财务信息化建设。

以下是财务信息化建设的几个关键步骤，详细阐述了整个实施过程。

1. 需求分析与规划

首先，必须对医院当前的财务管理现状进行深入细致的分析，明确信息化建设的具体目标和需求。在此基础上，医院方能制定出一份详尽的实施规划，确保信息化建设能够顺利进行并达到预期效果。

2. 系统选型与采购

医院可以根据需求分析的结果，选择一款适合医院实际需求的财务管理系统。这可能包括预算管理、成本核算、资产管理、收入管理等多个关键模块，以确保系统能够全面覆盖医院财务管理的各个方面。

3. 系统部署与集成

将选定的财务管理系统部署到医院现有的信息网络中，并确保系统与其他业务系统的有效集成。比如，将财务系统与医院信息系统、实验室信息系统等进行无缝对接，实现数据共享和流程协同。

4. 数据迁移与测试

在系统部署完成后，医院需要将现有的财务数据安全、准确地迁移到新的系统中。随后进行充分的系统测试，确保数据的准确性和系统的稳定性，避免在正式运行过程中出现任何问题。

5. 员工培训与上线

对财务部门及相关业务部门的员工进行系统操作培训，可以有效确保财务信息化建设的成功。通过培训，往往可以帮助员工熟练掌握新系统的使用方法。在培训完成后，正式上线运行新系统，多数员工就能够顺利融入日常工作中。

6. 持续优化与维护

在系统正式上线后，需要根据实际运行情况，不断对系统进行优化和调整，以满足医院财务管理不断变化的需求。同时，定期进行系统维护，确保系统的稳定运行，及时发现并解决可能出现的问题，保障医院财务数据的安全性和准确性。

三、财务管理制度的完善与落实

财务管理制度是确保医院财务活动规范运行的基础。完善和落实财务管理制度，需要从以下方面着手。

1. 制度建设

医院需要根据国家相关法律法规和医院实际情况，制定和完善各项财务管理制度，如预算管理制度、成本核算制度、资产管理制度等。

2. 制度宣传与培训

通过各种形式对医院员工进行财务管理制度的宣传和培训，提高员工的制度意识和遵从度。

3. 制度执行与监督

确保医院各项财务管理制度得到有效执行，并通过内部审计、财务检查等方式，对制度执行情况进行监督。

4. 制度评估与修订

需要定期对医院财务管理制度的执行效果进行评估，根据评估结果和医院发展需要，对制度进行修订和完善。

5. 激励与约束机制

医院可以建立与财务管理制度相配套的激励与约束机制，对遵守制度的员工给予奖励，对违反制度的行为进行处罚。

第三节　成本控制、固定资产管理等多维度的协同作战

通过多维度的协同作战，医院可以更有效地管理财务资源，提高运营效率，确保医疗服务质量。其中，成本控制和固定资产管理是医院财务管理的两个关键领域。实现协同作战的前提是要对每一项内容有所了解，所以可以对成本控制与固定资产管理领域进行适当的探索，如图 8-3 所示。

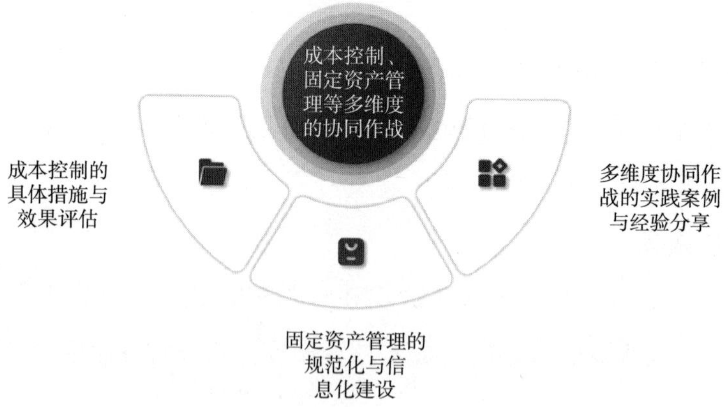

图 8-3　成本控制、固定资产管理等多维度的协同作战

一、成本控制的具体措施与效果评估

成本控制不是随便地降低成本输出水平，而是需要有根据、有计划地分配医院的成本资金，在保证更好运营与发展的情况下降低成本消耗，所以必须采取科学合理的控制措施。另外，成本控制得好不好、合不合理，不是一个部门或一个人说了算，这需要医院进行准确的效果评估。

1. 成本控制的具体措施

（1）预算管理：医院应建立严格的预算管理体系，对各项支出进行科学预测和合理分配。通过预算控制，可以有效避免浪费，确保资金的合理使用。此外，医院还应定期审查和调整预算，以应对市场变化和内部需求的变动，从而更好地控制成本。

（2）成本核算：实施全面的成本核算制度，能够对医院的各项成本进行详细记录和分析。这包括直接成本（如药品、材料费用）和间接成本（如水电费、管理费用）。通过准确合理的成本核算，医院可以清晰地了解各项支出的去向，找出成本高的环节，从而有针对性地进行改进。

（3）采购管理：医院可以通过集中采购和招标采购，来降低采购成本。同时，也可以建立供应商评价体系，确保采购物资的质量和价格合理。此外，医院还可以通过长期合作协议，与供应商建立稳定的合作关系，进一步降低采购成本。

（4）人力资源管理：医院需要合理配置人力资源，通过绩效考核来激励员工。此外，医院还可以通过培训和职业发展规划，提高员工的工作技能和职业素养，从而提高工作效率，减少因人员流动带来的成本损失。

（5）流程优化：对医院内部流程进行优化，可以减少不必要的环节，提高工作效率，降低运营成本。比如，引入电子病历系统，医院可以减少纸质文件的使用，从而提高信息传递的效率；应用优化排班系统，医院可以减少人员闲置，从而提高人力资源的利用率。

2. 成本控制的效果评估

（1）成本节约：通过成本控制措施，医院能够有效降低运营成本，节约资金用于其他重要领域，如医疗设备更新、人才培养等。此外，成本节约还可以提高医院的市场竞争力，吸引更多患者前来就诊，从而增加医院的收入。

（2）财务健康：成本控制有助于提高医院的财务健康水平，增强医院的抗风险能力。通过科学的成本控制，医院可以避免财务危机，确保医院的长期稳定发展。

（3）服务质量：在成本控制过程中，医院应确保服务质量不降低。通过科学的成本控制，医院可以更合理地分配资源，提高服务质量。比如，通过优化采购流程，确保药品和医疗设备的质量，从而提高治疗效果；通过优化人力资源配置，确保医护人员有足够的时间和精力关注患者，从而提高患者满意度。

二、固定资产管理的规范化与信息化建设

1. 固定资产管理的规范化

医院固定资产管理的规范化主要体现在资产分类、采购验收、使用维护和报废处置几个方面，我们需要进行详细的分析和有效的思考。

（1）资产分类管理：为更好地管理和核算医院的固定资产，需要对其进行科学的分类。这包括将资产划分为不同的类别，比如医疗设备、办公设备、房屋建筑等。通过这种分类方法，医院可以更有效地进行资产的跟踪和管理，确保每类资产都能得到适当的维护和使用。

（2）采购与验收：为确保固定资产的质量和合规性，医院需要建立一套严格的采购和验收流程。这包括制订详细的采购计划、选择合适的供应商、进行严格的验收程序及记录相关的采购和验收信息。通过这种方式，医院可以最大限度地减少资产采购过程中的风险和损失。

（3）使用与维护：为延长资产的使用寿命并提高其使用效率，医院需要制定一套完善的固定资产使用和维护规范。这包括定期对资产进行检查、维护和保养，确保其始终处于良好的工作状态。同时，医院还需要对使用人员进行培训，使其了解正确的使用方法和注意事项。

（4）报废与处置：为确保固定资产报废和处置的合规性，医院需要建立一套规范的报废和处置流程。这包括对报废资产进行评估、记录和处理，确保其处置过程符合相关法律法规的要求。此外，还需要对报废资产进行合理的处置，以实现其价值的最大化。

2. 固定资产管理的信息化建设

想要实现医院固定资产管理的信息化建设，可以从引入信息系统、进行数据共享、重视实时监控等方面入手，具体内容如下。

（1）资产管理信息系统：为提高固定资产管理的效率和准确性，医院需要引入或开发一套完善的资产管理信息系统。这包括建立一个集中的数据库，它可以用于存储和管理所有固定资产的相关信息，如采购、使用、维护和处置等。通过这种方式，可以实现固定资产的信息化管理，提高管理效率和准确性。

（2）数据共享：想要实现固定资产数据在医院内部各部门之间的共享，可以选择利用信息化手段，建立一个高效的数据共享平台。这包括将资产管理信息系统与其他业务系统进行集成，实现数据的实时更新和共享。通过这种方式，可以为医院的统筹管理和决策支持提供有力的数据支持。

（3）实时监控：为及时发现和处理固定资产使用过程中出现的问题，医院可以利用信息化手段对固定资产进行实时监控。这包括在关键部位安装传感器和监控设备，实时收集资产的使用和维护数据，并通过数据分析及时发现潜在的问题。通过这种方式，医院可以最大限度地减少资产的损失和浪费，确保其始终处于良好的工作状态。

三、多维度协同作战的实践案例与经验分享

某医院在面对日益激烈的医疗市场竞争和不断上涨的运营成本压力下，决定采取一系列措施来改善其财务状况和提升管理效率。医院管理层认识到，要实现可持续发展，必须从内部管理入手，特别是成本控制

和资产管理这两个关键领域。

医院建立了一套全面的预算管理体系。该体系覆盖了医院的每一个部门和科室，确保每一笔支出都有明确的预算依据。通过精细化的成本核算，医院能够清晰地了解各项支出的去向和效率，从而对不必要的开支进行削减。

在采购管理方面，医院采取了集中采购和招标采购的方式，通过规模经济和竞争机制，有效降低了医疗耗材和设备的采购成本。

在固定资产管理方面，医院对所有的固定资产进行了彻底的清查和分类，建立了固定资产台账，明确了资产的使用、维护和报废流程。此外医院还引入了先进的资产管理信息系统，通过条形码或电子标签技术对固定资产进行实时追踪和监控。这不仅提高了资产管理的准确性，还减少了资产的丢失和损坏，延长了资产的使用寿命。

通过这些措施，医院在成本控制方面取得了显著成效。运营成本得到了有效降低，同时医院的财务状况也得到了改善。更重要的是，由于成本的节约，医院能够将更多的资源投入到医疗服务质量的提升上，如引进更先进的医疗设备、提高医护人员的培训和待遇等，从而提高了整体的医疗服务水平。

此外，固定资产的信息化管理也大大提高了医院的运营效率。资产管理信息系统能够自动提醒资产的维护和检查时间，确保资产始终处于最佳工作状态，减少了因设备故障导致的医疗事故风险。同时，系统还能提供资产使用情况的详细报告，帮助医院管理层作出更明智的资产投资决策。

总之，通过实施全面的成本控制和固定资产管理，该医院不仅在财务上取得了良好的成绩，而且在提升服务质量和运营效率方面也获得了显著的成果。

分析上述案例，可以总结出医院想要实现多项业务的协同作战，就需要满足四个关键的条件，分别为领导要重视、全员都参与、持续改进和拥有技术支撑。

1. 领导要重视

只有当医院的高层管理者充分认识到财务管理的重要性，并将其作为医院运营的核心任务之一，才能确保成本控制和固定资产管理工作的顺利进行。领导层的支持不能只是体现在口头上的重视，更需要在实际行动中提供必要的资源和政策支持，为财务管理工作创造良好的环境。

2. 全员都参与

实现成本控制和固定资产管理目标需要医院全体员工的参与和配合，因为财务管理不仅是财务部门的任务，而是涉及医院的每一个部门和每一个员工。通过加强员工的财务管理意识，培养他们的成本控制观念，鼓励他们在日常工作中积极参与到成本节约和资产管理中来，可以形成全员参与的良好氛围，从而为医院的财务健康提供坚实的保障。

3. 持续改进

财务管理是一个持续改进的过程，医院应不断总结经验，优化管理措施。在财务管理过程中，难免会遇到各种问题和挑战。医院应建立一个持续改进的机制，定期对财务管理情况进行评估和总结，找出存在的问题和不足，这样才可以更及时地制定出相应的改进措施。通过不断优化管理流程和方法，可以提高财务管理的效率和效果，从而确保医院财务的持续健康发展。

4. 拥有技术支撑

利用现代信息技术，如大数据、云计算等，医院可以大大提高财务管理的效率和准确性。通过引入先进的信息技术手段，医院可以实现财务数据的实时监控和分析，提高财务决策的科学性和准确性。同时，信息技术还可以帮助医院优化资源配置，降低管理成本，提高工作效率，从而为医院的财务管理提供强有力的技术支持。

第九章　会计核算与监督的严谨执行

会计核算与监督是医院财务管理中至关重要的一环。保障会计核算的准确性与及时性，不仅能真实反映医院的财务状况，还能为医院决策提供坚实的数据支撑。在会计核算过程中，医院必须严格遵循相关会计法规和制度，确保会计信息的真实性、完整性和准确性。此外，医院还应强化对会计人员的培训和管理，提升其专业能力和职业道德水平，确保会计核算工作的严格实施。

第一节　确保会计核算的准确性与及时性

会计核算不仅关系到医院财务状况的正确反映，还影响着医院的经营决策、风险控制及合规性等。因此，要帮助医院更好地实施财务管理工作，深入把控会计核算是必行之举，这有利于提高数据的真实性、准确性，保证医院财务决策和财务策略合理可行，如图 9-1 所示。

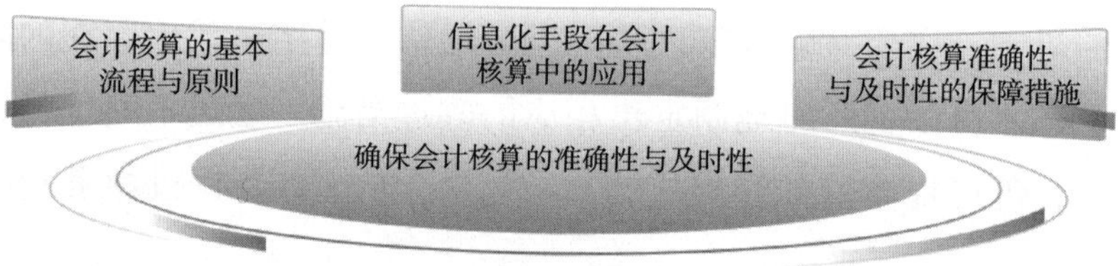

图 9-1　确保会计核算的准确性与及时性

一、会计核算的基本流程与原则

1. 会计核算的基本流程

会计核算本身是一项严谨的任务，需要有条理地完成，这就要求了解其基本流程。具体而言，会计核算的基本流程通常包括以下步骤。

（1）原始凭证的收集与审核：医院的所有经济业务活动都必须有相应

的原始凭证作为依据，如发票、合同、收据等。会计人员需要对这些凭证的真实性、合法性进行严格审核，确保每一笔经济业务都有据可查，有证可依。

（2）记账凭证的编制：根据审核无误的原始凭证，医院会计人员可以编制记账凭证，这是会计核算的核心环节。记账凭证需要准确反映医院经济业务的性质和金额，确保每一笔交易都能在财务记录中得到正确体现。

（3）账簿的登记：需要将记账凭证的内容登记到相应的会计账簿中，如总账、明细账等。完整连续的账簿记录有助于追踪和监控医院的财务状况，确保所有经济活动都能被准确记录和反映。

（4）财务报表的编制：医院应该根据账簿记录，定期编制财务报表，如资产负债表、利润表、现金流量表等。这些报表能够全面反映医院的财务状况和经营成果，为管理层和外部利益相关者提供重要的决策依据。

（5）会计核算的结束：在会计年度结束时，医院需要进行账目结转，编制年度财务报表，并进行年终决算。这一环节可以让所有财务活动都得到妥善处理，并为新一年的会计工作奠定基础。

2. 会计核算的原则

在进行会计核算的过程中，必须遵循以下原则，以确保信息的真实性和可靠性。

（1）真实性原则：会计信息必须真实可靠，反映实际发生的经济业务。这意味着所有的财务记录都必须基于医院真实发生的交易和事件，不得有任何虚假或误导性的信息。

（2）合法性原则：医院的会计核算工作必须符合国家的法律法规和会计制度。这包括遵守税法、公司法等相关法律，以及遵循会计准则和行业标准。

（3）完整性原则：会计核算应全面反映医院的财务状况和经营成果，不得遗漏任何重要的经济活动。这意味着所有的资产、负债、收入和费用都必须被完整记录，确保财务报表的全面性和准确性。

（4）及时性原则：会计信息的提供应与经济业务的发生同步，保证信息的时效性。及时记录和报告财务数据有助于医院管理层及时作出决策，同时也确保外部利益相关者能够获得最新的财务信息。

（5）谨慎性原则：在面临不确定性时，应合理估计可能发生的损失，避免高估资产和收益。这意味着在进行会计估计和判断时，医院需要采取保守的态度，确保财务报表不会因过于乐观的假设而误导使用者。

二、信息化手段在会计核算中的应用

某大型医院为提高会计核算的效率和准确性，引入了一套会计信息化系统。该系统集成了电子发票管理、自动记账、在线审批流程、财务报表自动生成和数据分析与决策支持功能。

1. 电子发票管理

医院与供应商之间的交易通过电子发票进行，系统自动识别和录入发票信息，减少了人工录入的错误和时间消耗。

2. 自动记账

根据预设的会计科目和规则，系统能够自动将电子发票信息转化为记账凭证，并进行账簿登记。

3. 在线审批流程

对于需要审批的经济业务，系统提供在线审批流程，审批人可以通过系统查看相关凭证和业务详情，并进行电子签名审批。

4. 财务报表自动生成

系统根据账簿数据，自动编制各类财务报表，减少了会计人员的手工编制工作，提高了报表的准确性和及时性。

5. 数据分析与决策支持

系统还提供了数据分析工具，帮助管理层进行财务分析，为决策提供支持。

通过这套信息化系统，医院会计核算的准确性与及时性得到了显著提升，同时也提高了工作效率，降低了人力成本。

由上述案例可知，信息化手段可以被应用到会计核算的诸多环节，那么信息化手段在医院会计核算中的帮助与促进作用主要体现在哪几个方面呢？如下所述。

1. 提高会计核算的效率

通过使用计算机和相关软件，医院会计人员可以快速地进行数据录入、处理和分析，从而节省了大量的时间和精力。这不仅提高了工作效率，还减少了人为错误的可能性。

2. 提高会计核算的准确性

计算机系统可以自动进行各种复杂的计算和校验，确保数据的准确性和一致性。此外，信息化系统还可以实时监控和预警，及时发现和纠正错误，从而提高医院会计信息的质量。

3. 促进会计信息的共享和传递

通过建立内部网络和使用云存储技术，医院可以实现会计信息的实时共享，方便各部门之间的沟通和协作。同时，信息化手段还可以帮助医院实现远程办公，提高工作的灵活性和便捷性。

4. 增强会计核算的安全性

传统的手工会计核算容易受到人为篡改和丢失的风险，而信息化系统可以通过权限管理和数据加密等技术，有效保护医院会计信息的安全，防止数据泄露和非法访问。

5. 推动会计核算的创新和发展

医院在应用大数据、人工智能等新技术后，其会计核算就可以实现更加智能化和自动化，为之后的财务决策提供更加精准和全面的数据支持。

三、会计核算准确性与及时性的保障措施

为确保会计核算的准确性和及时性，医院必须采取一系列有效的保障措施。以下是一些关键的措施。

1. 加强会计人员培训

想要提高会计核算的准确性和及时性，医院就需要定期组织会计人员

参加业务培训。这些培训应涵盖最新的会计政策、法规及专业技能等，以确保会计人员能够熟练掌握并正确应用这些知识，从而提高他们的专业水平和工作效率。

2. 完善内部控制制度

这包括实施职责分离原则，确保不同职责由不同人员执行，以减少舞弊和错误的风险。同时，授权审批制度应明确各级人员的权限和责任，确保每一笔会计事项都经过适当的审查和批准。内部审计机制的建立和执行可以定期检查和评估内部控制的有效性，帮助医院及时发现并纠正潜在的问题。

3. 强化审计监督

内部审计可以由医院内部的审计部门或聘请外部专业审计机构进行。通过审计，可以及时发现会计核算中的错误和偏差，并采取相应的纠正措施。外部审计则可以为医院提供独立的第三方验证，确保会计信息的真实性和可靠性。

4. 优化会计核算流程

医院理应定期审查和评估现有的会计流程，识别并消除不必要的步骤和瓶颈，简化操作程序，从而提高整体工作效率。同时，优化流程还可以减少人为错误，确保会计信息的准确性。

5. 应用先进的会计软件

现代会计软件通常具备强大的数据处理能力和智能分析功能，能够自动进行账务处理、生成报表和进行数据分析。这不仅提高了会计核算的效率，还减少了人为错误的可能性，从而确保了医院诸多会计信息的准确性和及时性。

6. 建立信息共享机制

通过建立一个高效的信息共享平台，医院各部门可以实时共享财务和业务数据，确保会计部门能够及时获取准确的信息进行核算。这样不仅提高了会计信息的准确性，还增强了各部门之间的协同工作能力。

7. 加强与外部机构的沟通

通过定期交流和信息共享，医院可以及时了解和掌握外部环境的变化，确保会计核算符合最新的法规和政策要求。同时，与外部机构的良好关系也有助于解决会计核算过程中可能遇到的问题，从而提高整体工作效率。

第二节　强化财务监督职能，防范风险

通过加强财务监督，医院可以有效地防范和控制各种潜在的风险，特别是在会计审查过程中，其被认为是一个关键助力和重要手段。会计审查则是财务监督重要组成部分之一，通过对财务报表、账目和相关财务活动的详细审查，可确保医院财务信息的真实性和准确性，如图 9-2 所示。

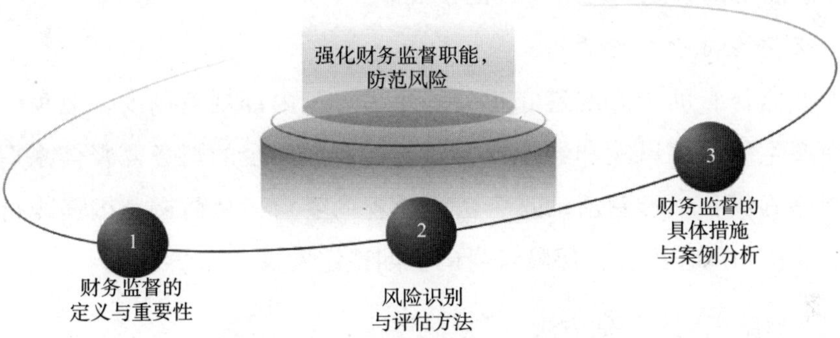

图 9-2　强化财务监督职能，防范风险

一、财务监督的定义与重要性

财务监督是指对医院财务活动进行持续、系统和全面的检查与评价，以确保财务信息的准确性和合规性，同时保障医院资产的安全和增值。它不仅包括对日常财务活动的监控，还包括对重大财务决策的审查和评估。

财务监督的重要性体现在以下方面。

1. 确保财务信息的真实性

财务监督可以确保相关部门提供的财务报告真实、准确，为投资者、债权人和其他利益相关者提供可靠的信息。在进行财务监督时，医院需要建立严格的审计程序和内部控制机制，以便确保财务数据的完整性和透明

度，从而增强各方对医院的信任，维护其市场声誉。

2. 防范和控制财务风险

财务监督有助于及时发现经营中的潜在风险，如信用风险、市场风险、操作风险等，并采取措施进行防范和控制。通过对财务数据的持续监控和分析，医院能够识别出可能影响财务稳定性的因素，从而提前采取应对措施，避免或减轻潜在的财务损失。

3. 提高社会效益

通过监督和分析财务数据，医院可以发现成本控制和资金使用中的问题，进而采取措施提高资金使用效率和社会效益。财务监督不仅关注短期的财务表现，还着眼于长期的财务健康，它可以优化资源配置和改进管理流程，进而帮助医院实现可持续的发展。

4. 促进企业合规经营

财务监督有助于医院遵守相关法律法规和内部规章制度，避免因违规操作而产生的法律风险和经济损失。通过建立健全的财务监督体系后，医院就能够确保各项经营活动符合法律法规的要求，从而避免因违规行为而受到的处罚和声誉损失，保障自身的长期稳定发展。

二、风险识别与评估方法

风险识别与评估是财务监督的核心环节，其主要目的是发现和量化医院面临的各种风险，并据此制定相应的风险控制措施，以确保医院的稳健运营。以下是几种常用的风险识别与评估方法，它们各有特点，能够从不同角度帮助我们全面识别和评估风险。

1. 财务报表分析

通过深入分析企业的资产负债表、利润表和现金流量表等财务报表，一般可以识别医院的偿债能力、盈利能力、运营效率等关键财务指标的异常波动。这些波动往往预示着潜在风险的存在，在这样的情况下，也就可以及时地制度并采取想要的措施，从而规避或降低财务风险带来的损失。

2. 比率分析

通过计算和比较各种财务比率（如流动比率、速动比率、负债比率、资产回报率等），可以评估医院的财务状况和经营成果。这些比率能够揭示医院在不同方面的表现，发现可能存在的风险点，从而为风险控制提供依据。

3. 趋势分析

通过对比医院历史数据，分析财务指标的变化趋势，可以较为准确地预测未来可能出现的风险。趋势分析有助于医院了解自身的发展轨迹，及时发现和应对潜在的风险。

4. 敏感性分析

医院可以试着改变某些关键变量（如销售量、价格、成本等），并分析这些变化对医院财务状况的影响，从而评估风险的敏感程度。敏感性分析能够帮助医院了解在不同情况下风险的变化情况，为制定应对策略提供参考。

5. 情景分析

可以尝试构建不同的经营情景（如最乐观、最悲观、最可能等），以便评估在不同情景下医院的财务表现和风险承受能力。情景分析能够帮助医院全面了解在不同外部环境和内部条件下可能面临的风险，从而制定相应的应对措施。

6. 内部控制评估

可以通过检查医院的内部控制制度和执行情况，评估其内部管理的薄弱环节，从而发现潜在的操作风险和合规风险。内部控制评估有助于我们完善内部管理制度，提高风险防范能力，确保医院的稳健运营。

三、财务监督的具体措施与案例分析

想要进一步加强和优化自身的财务监督职能，医院可以采取一些必要的措施，以确保财务监督工作的有效性和有序进行。以下是一些财务监督的具体落实措施，不同规模、形式的医院需要结合自身实际情况进行选择和应用。

1. 建立完善的财务监督体系

医院应当建立健全的财务监督制度，明确财务监督的职责、权限和程序。这包括制定详细的财务监督工作流程，确保各个环节都有明确的指导和规范。同时，医院还应设立专门的财务监督部门或岗位，配备专业的财务监督人员，以确保财务监督工作的专业性和有效性。

2. 加强财务人员的培训与管理

医院需要定期组织财务监督相关培训，使财务人员了解最新的财务法规和监督方法，提高他们的专业技能和风险识别能力。此外，医院还应加强对财务人员的日常管理和考核，确保他们能够严格遵守财务监督制度，认真履行职责。

3. 实施动态监控与定期审计

医院应充分利用现代信息技术，建立财务数据实时监控系统，对财务数据进行实时监控和分析，及时发现异常情况并采取相应措施。同时，医院还应定期进行内部或外部审计，对自身的财务状况进行全面检查，确保财务数据的真实性和准确性。

4. 建立风险预警机制

医院应根据风险评估结果，设定科学合理的风险预警指标和阈值。一旦触发预警，医院应立即启动应急预案，采取相应的应对措施，以降低财务风险对企业的影响。

5. 强化内部控制与合规管理

医院应完善内部控制流程，加强合规性检查，确保经营活动的合法性和规范性。这包括建立健全的内部控制制度，明确各部门和岗位的职责和权限，加强内部监督和考核，确保各项经营活动符合法律法规和医院内部规定。同时，医院还应定期进行合规性检查，及时发现和纠正违规行为，确保日常经营活动的合规性。

例如，某大型综合医院B医院，近年来随着服务量的增加，面临的财务风险也逐渐上升。为加强财务监督和风险控制，B医院采取了以下措施。

（1）成立财务监督委员会：B医院组建了由财务总监领导的财务监督委员会，负责日常的财务监控和风险评估工作。

（2）引入动态财务监控系统：B医院采用了先进的财务监控软件，实时跟踪各项财务指标，对异常数据进行自动报警。

（3）定期开展内部审计：B医院每季度进行一次内部审计，重点检查财务报告的真实性和合规性，以及内部控制的有效性。

（4）建立风险预警机制：根据历史数据分析和医疗行业标准，B医院设定了多个财务预警指标，如现金流量预警、资产负债率预警等，并制定了相应的应对措施。

（5）加强内部控制与合规培训：B医院定期对员工进行内部控制和合规性培训，提高员工的风险意识和规范操作能力。

通过这些措施的实施，B医院成功地加强了财务监督和风险控制，及时发现并处理了多起潜在的财务风险，确保了医院的稳健运营和持续发展。

第三节　为医院经营决策提供可靠依据

在现代医疗体系中，医院作为提供医疗服务的主体，其经营决策的科学性和准确性直接关系到医院的生存与发展。与此同时，会计核算与监督作为医院财务管理的重要组成部分，在确保医院经济活动的合规性、提高资金使用效率、保障医院资产安全等方面都可以发挥一定的效果与作用，如图9-3所示。

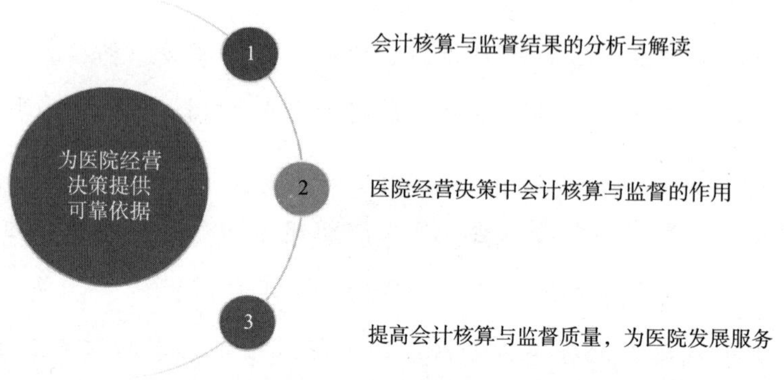

图 9-3　为医院经营决策提供可靠依据

一、会计核算与监督结果的分析与解读

会计核算是通过一系列的会计方法和程序，对医院的经济活动进行记录、计算、汇总和报告的过程。它包括对医院收入、支出、资产、负债等财务信息的准确记录和及时反映。会计监督则是在核算的基础上，对医院的财务活动进行合规性检查，确保所有经济行为符合国家法律法规和医院内部管理制度。

会计核算与监督的结果通常以财务报表的形式展现，包括资产负债表、利润表、现金流量表等。这些报表为医院管理层提供了医院财务状况的快照，是进行经营决策的重要依据。然而，仅仅有这些报表是不够的，医院还需要对这些数据进行深入的分析与解读。

在进行医院财务分析与解读的过程中，需要从多个角度入手，全面评估医院的财务状况和经营成果。以下是我们应该重点关注的几个方面。

1. 趋势分析

通过对医院历史财务数据的深入研究，可以观察到医院财务状况和经营成果的变化趋势。通过对比不同时间段的数据，可以识别出增长点和潜在问题，从而预测未来可能的发展方向。这种趋势分析有助于我们更好地理解医院的长期财务表现，并为未来的决策提供有力支持。

2. 比率分析

医院可以计算各种关键的财务比率，比如流动比率、资产负债率和净资产收益率等。通过这些比率，可以评估医院的偿债能力、运营效率和盈利能力。流动比率可以帮助我们了解医院短期内偿还债务的能力，资产负债率则反映了医院的财务杠杆水平，而净资产收益率则衡量了医院利用其资产创造利润的能力。这些比率的综合应用与分析通常可以为我们提供一个全面的财务健康状况评估。

3. 成本效益分析

医院可以通过评估各项支出的成本效益，找出成本控制的潜在空间。这不仅包括直接的医疗成本，还包括管理费用、设备折旧等间接成本。经过合理的成本效益分析，可以识别出哪些支出是必要的，哪些可能存在浪费，从而为医院的财务优化提供依据。

4. 预算执行分析

医院需要对比实际收支与预算，分析预算执行的偏差。这不仅包括总体的收支差异，还包括具体项目的预算执行情况。通过这种分析，可以找出预算编制中的不足之处，为未来的预算编制提供参考，确保预算更加科学合理，从而提高医院的财务管理水平。

5. 风险评估

医院应该识别和评估医院面临的各种财务风险，包括信用风险、流动性风险等。信用风险主要指医院在提供医疗服务时可能面临的欠费问题，而流动性风险则涉及医院在短期内无法满足资金需求的风险。通过风险评估，可以及时发现潜在的风险点，并提出相应的风险控制措施，确保医院财务的稳定和安全。

二、医院经营决策中会计核算与监督的作用

会计核算与监督在医院经营决策中的作用体现在多个方面，下面通过一个案例来具体说明。

某医院在进行年度经营计划制订时，通过会计核算与监督发现，过去一年中药品收入占总收入的比例较高，而医疗服务收入占比相对较低。通过进一步的分析，医院管理层意识到这种收入结构可能带来的风险，如药品价格政策变动可能对医院收入造成较大影响。因此，在新的经营计划中，医院决定加大医疗服务能力的建设，提高医疗服务收入的比重，同时优化药品采购流程，降低药品成本。

具体来说，医院计划通过以下方面来实现这一目标。

（1）加强医疗服务能力建设：医院将投资引进先进的医疗设备和技术，提高医疗服务质量和效率。同时，医院将加强医护人员的培训和教育，提高其专业技能和服务水平，以吸引更多患者前来就诊。

（2）提高医疗服务收入比重：医院将调整医疗服务价格，使其更加合理地反映医疗服务的价值。此外，医院还将推出更多的特色医疗服务项目，以满足不同患者的需求，从而提高医疗服务收入的比重。

（3）优化药品采购流程：医院将与药品供应商进行谈判，争取更优惠的采购价格。同时，医院将加强对药品采购的管理，确保药品质量，避免因药品质量问题导致的医疗纠纷。

（4）加强会计核算与监督：医院将加强会计核算与监督，确保财务数据的准确性和完整性。同时，医院将定期进行财务分析，及时发现并解决财务问题，降低经营风险。

通过以上措施，医院希望能够优化收入结构，降低经营风险，提高效益，为患者提供更优质的医疗服务。

在这个案例中，会计核算与监督不仅为医院提供了收入结构的详细数据，还帮助管理层识别了潜在的风险，并为调整经营策略提供了依据。而深入剖析案例内容后，可以将经营决策中会计核算与监督的作用归纳为以下方面。

（1）会计核算通过详细记录和分析医院的财务状况，为管理层提供准确的财务数据，帮助他们作出明智的经营决策。通过对收入、支出、资产和负债等各项财务指标的精确计算，会计核算可以有力确保医院财务信息的透明度和可靠性。

（2）监督机制能够及时发现和纠正财务操作中的错误和舞弊行为，保障医院资产的安全。通过定期的审计和内部控制，会计监督确保医院的财务报告真实、完整，符合相关法律法规的要求。

（3）通过对历史财务数据的分析，医院管理层可以预测未来的财务趋势，制订科学合理的预算和财务计划。这不仅有助于医院合理配置资源，提高运营效率，还能增强医院在市场中的竞争力。

三、提高会计核算与监督质量，为医院发展服务

为更好地为医院经营决策提供可靠依据，确保医院的持续发展，提高会计核算与监督的质量就成为非常紧迫的任务。以下是一些具体的建议，旨在进一步提升会计核算与监督的质量。

（1）加强会计人员培训：为提高会计核算与监督的质量，医院必须重视会计人员的专业素质。定期组织会计人员参加专业培训，这不仅能够提升他们的业务能力，还能增强他们对新政策、新制度的适应能力。通过不断学习，会计人员能够更好地应对各种复杂的会计问题，确保核算与监督工作的准确性。

（2）完善内部控制制度：通过完善内部控制制度，可以确保医院会计信息的真实性和完整性，防止财务舞弊和错误的发生。内部控制体系的建立需要涵盖各个环节，比如财务审批、资金管理、资产盘点等，旨在确保每一项操作都有明确的规范和责任人。

（3）引入先进的会计信息系统：引入先进的会计信息系统，不仅可以减轻会计人员的工作负担，还能提高数据处理的速度和准确性。此外，会计信息系统还可以实现数据共享，方便医院各部门之间的信息交流，进一步提高了医院的整体运营效率。

（4）强化预算管理：通过制订详细的预算计划，往往能够确保各项支

出符合预算要求，从而达到有效控制医院财务风险的目的。同时，预算管理还能帮助医院合理分配资源，提高资金使用效率，确保医院各项业务的顺利进行。

（5）定期进行内部审计：通过定期进行内部审计，就可以及时发现会计工作中的漏洞和不足，及时采取措施进行整改。内部审计不仅能提高会计核算与监督的质量，还能增强医院内部管理的透明度，提升医院的整体形象。

（6）加强与业务部门的沟通协作：医院会计部门应与其他业务部门保持密切沟通，确保会计信息与医院实际运营情况相符。通过加强沟通协作，会计部门可以更好地了解医院的业务流程和运营状况，进而提供更准确的会计信息。同时，业务部门也需要及时了解会计政策和制度的变化，确保各项业务操作符合会计要求，以此进一步提高医院的运营效率。

通过以上措施，医院可以有效提高会计核算与监督的质量，为医院的经营决策提供更加可靠、准确的依据，从而推动医院的持续发展。

第十章　审计监察的利剑出鞘

在医院的管理体系中，审计监察如同一把锋利的剑，时刻守护着医院的财务安全和运营规范。它不仅是对医院财务管理的一次全面“体检”，更是对医院运营效率和合规性的坚实保障。审计监察通过对医院各项经济活动的审查和监督，能够及时发现潜在的风险和问题，为医院的管理层提供决策依据，推动医院不断完善内部管理制度，提升运营水平。

第一节　内部审计与监察的重要性认识

内部审计是指医院内部设立的专门机构或人员，通过系统化和规范化的方法，对医院的财务状况、经济活动及其内部控制进行独立、客观的检查和评价。监察则是指对医院内部各项规章制度的执行情况进行监督和检查，确保其得到有效实施。相关工作的顺利实施，可以保证医院财务活动的合规性、有效性和透明度。

一、医院财务管理中审计监察的作用与意义

在医院财务管理中，内部审计与监察工作的落实，可以确保财务活动合规、高效和透明。它们不仅有助于发现和纠正问题，还能够提供改进建议，促进医院财务管理体系的持续优化。有效的审计监察机制对于保障医院财务活动的合规性、安全性和效率性有着非常明显的作用。

1. 确保财务信息的真实性与准确性

内部审计监察能够为医院管理层和外部利益相关者提供可靠的财务信息。通过审计监察，可以及时发现财务报告中的错误和舞弊行为，防止虚假信息的产生和传播，从而确保所有财务数据的真实性和准确性。

2. 提高财务资源的使用效率

审计监察通过对医院财务活动的监督和评价，能够发现资源使用中的

浪费和低效问题。对财务数据进行深入分析，审计监察人员可以提出具体的改进建议，促进财务资源的合理配置和高效使用。这对于资源有限的医院来说尤为重要，因为只有通过高效的资源管理，才能确保医院在有限的资源下提供最佳的医疗服务。

3. 防范和控制财务风险

通过审计监察，医院可以及时发现潜在的财务风险，并采取相应的措施进行防范和控制。比如，通过对采购流程的审计监察，可以发现供应商管理中的问题，防止采购过程中的腐败和不正当行为。这样，医院就可以及时避免因财务风险带来的经济损失，确保医院财务状况的稳定和健康发展。

4. 促进医院内部控制体系的完善

审计监察活动能够帮助医院发现内部控制体系中的薄弱环节，推动内部控制体系的持续改进。通过对医院各项内部控制措施的评估和监督，审计监察人员可以提出具体的改进建议，帮助医院建立更加完善的内部控制机制。通过建立有效的内部控制机制，医院可以更好地应对内外部环境的变化，保障医院的稳定运营，提高医疗服务质量和效率。

二、审计监察对医院财务管理风险的防范

A 医院在进行财务管理过程中，总是会出现影响运营与发展的财务风险，医院管理层忽然意识到加强财务审计监察的重要性，决定开展一次全面的内部审计监察活动，如图 10-1 所示。

制订审计监察计划
实施审计监察
审计监察对医院财务管理风险的防范过程
跟进整改情况
发现问题并提出建议

图 10-1　审计监察对医院财务管理风险的防范过程

一、审计监察过程

1. 制订审计监察计划

医院成立了由财务、审计、监察等部门组成的审计监察小组，制订了详细的审计监察计划。计划涵盖了财务报告、预算管理、采购流程、资产管理等多个方面，明确了审计监察的目标、范围、方法和时间安排。

2. 实施审计监察

审计监察小组按照计划开展了现场审计和非现场审计工作。通过查阅财务报表、合同文件、会议记录等资料，对医院的财务活动进行了全面的检查。同时，审计监察小组还对关键岗位的员工进行了访谈，了解实际操作情况。

3. 发现问题并提出建议

在审计监察过程中，审计监察小组发现了一些问题，比如部分采购流程缺乏有效的监督机制，存在供应商选择不当和价格虚高的现象；资产管理存在疏漏，部分医疗设备的使用和维护记录不完整。

针对发现的问题，审计监察小组提出了相应的改进建议。比如，建议医院建立更加严格的供应商管理制度，加强对采购过程的监督；完善资产管理流程，确保设备的使用和维护记录完整。

4. 跟进整改情况

审计监察小组将审计结果和建议报告给医院管理层，并对整改情况进行跟进。医院管理层高度重视审计监察结果，要求相关部门按照建议进行整改。经过一段时间的努力，医院在财务管理和内部控制方面取得了显著的改进。

二、成效

通过这次审计监察活动，A 医院在财务管理方面取得了以下成效。

（1）提高了财务信息的真实性与准确性，为医院管理层提供了可靠的决策依据。

（2）发现并纠正了财务活动中的问题，提高了财务资源的使用效率。

（3）有效防范和控制了财务风险，保障了医院的稳定运营。

（4）促进了医院内部控制体系的完善，提高了医院的整体管理水平。

通过对上述案例的细致分析，可以意识到审计监察对医院财务管理风险具有明显的防范作用，大致分析如下。

1. 强化财务数据的准确性与合规性

审计监察会对医院财务报表、账目记录及资金流动等方面进行详细审查，能够确保财务数据的真实性和准确性。它不仅能及时发现并纠正财务操作中的错误，还能防止因数据不准确导致的决策失误。同时，审计监察还会监督医院是否遵循相关的财务法规和政策，确保财务活动的合规性，避免违法违规行为带来的财务风险。

2. 揭示和防范舞弊行为

审计监察通过对医院财务活动的全面监督，能够及时发现并揭露潜在的舞弊行为，如虚报费用、挪用公款等。通过严格的审查和调查，审计监察能够确保医院财务活动的公正性和透明度，维护医院的声誉和利益。

3. 提供决策支持

审计监察不仅关注财务数据的准确性和合规性，还通过对医院财务状况的深入分析，为医院管理层提供重要的决策支持。它能帮助管理层了解医院的财务状况、资源利用情况及潜在的风险点，从而制定出更加科学合理的财务策略和管理措施。

4. 促进内部控制机制的完善

审计监察通过对医院内部控制机制的评估和审查，能够发现其中存在的漏洞和不足，并提出改进建议。这有助于医院建立起一套完善的内部控制体系，提升财务管理水平，确保医院资源的合理配置和有效利用。

第二节　审计监察工作的全面开展

审计监察工作通过一系列的监督和检查活动，确保医院财务活动的合规性、效率性和效果性。我们一直在强调进行审计监察的必要性，却不能忽略相关工作的具体落实。为全面开展审计监察工作，医院需要对其详细的内容进行细致的了解与掌握，如图 10-2 所示。

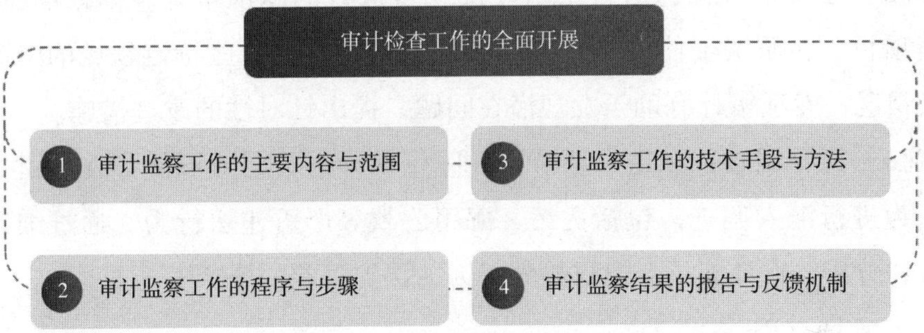

图 10-2　审计检查工作的全面开展

一、审计监察工作的主要内容与范围

1. 监察的主要内容

审计监察工作是一项既复杂又重要的任务，其主要内容涵盖了以下几个关键方面。

（1）合规性审计：这一环节主要是对医院的财务活动进行全面的审查，确保其严格遵守国家法律法规、行业标准及医院内部制定的各项规章制度。审计人员应该仔细检查财务记录和相关文件，以确保所有财务活动都在合法合规的框架内进行。

（2）财务报表审计：审计人员会对医院的财务报表进行独立的检查

和评估，以确保其真实性和公允性。这包括对资产负债表、利润表、现金流量表等关键财务报表的详细审查，以确保报表能够反映医院的财务状况。

（3）内部控制审计：在这一环节中，审计人员会评估医院内部控制系统的设计和执行情况。目的是确保财务活动的风险得到有效控制，防止潜在的财务风险和错误的发生。审计人员会重点关注内部控制的薄弱环节，并提出改进建议。

（4）绩效审计：绩效审计的目的是评价医院财务资源的使用效率和效果，以及目标达成程度。审计人员会分析医院的财务数据，评估其在医疗服务、科研项目等方面的投入产出比，确保资源得到合理利用。

（5）专项审计：针对特定事项或项目进行的专项审计，如采购流程、基建项目、科研资金使用等，旨在深入分析和评估这些特定领域的财务和管理情况。专项审计有助于发现潜在问题，提出针对性的改进措施。

（6）舞弊调查：在这一环节中，医院审计人员会对可能存在的财务舞弊行为进行深入调查，包括贪污、挪用公款等严重违法行为。通过细致的调查和分析，审计人员会揭露舞弊行为，保护医院的资产安全。

2. 监察范围

审计监察工作的范围广泛，涵盖了医院运营的各个方面，具体包括以下几个方面。

（1）资金管理：审计人员会审查医院的资金流动情况，确保资金的合理使用和安全存储。

（2）收入和支出管理：审计人员会检查医院的收入和支出记录，确保所有财务活动都有明确的凭证和合理的解释。

（3）资产管理：审计人员会对医院的固定资产和流动资产进行审查，确保资产的完整性和有效利用。

（4）负债管理：审计人员会评估医院的负债情况，确保负债在可控范围内，并且负债的使用符合相关规定。

（5）成本核算：审计人员会对医院的成本进行详细核算，确保成本的准确性和合理性。

（6）预算管理：审计人员会审查医院的预算编制和执行情况，确保预算的合理性和有效性。

（7）内部控制制度：审计人员会评估医院内部控制制度的完善程度和执行情况，提出改进建议。

（8）医疗服务收费：审计人员会审查医疗服务的收费标准和实际收费情况，确保收费的合规性和合理性。

（9）药品和物资采购：审计人员会对药品和物资的采购流程进行审查，确保采购活动的透明性和合规性。

二、审计监察工作的程序与步骤

在开展审计监察工作时，必须遵循一系列既定的程序与步骤，以确保审计工作的系统性和有效性。具体来说，这些程序与步骤通常包括以下几个方面。

（1）审计计划制订阶段：在该阶段，医院审计团队需要根据医院的实际情况和管理需求，制订出一份详尽的审计计划。该计划应明确审计的目标、范围、方法及时间安排，确保审计工作有序进行。

（2）审计通知与准备工作：在正式开展审计工作之前，医院审计团队须向被审计单位发出正式的审计通知，告知其审计的时间、目的和要求。同时，审计团队还需进行一系列准备工作，包括收集与审计相关的各类资料、了解被审计单位的基本情况、组织审计人员进行培训等，以确保审计工作的顺利进行。

（3）现场审计阶段：审计人员进入被审计单位后，可以通过多种手段收集审计证据。这些手段包括但不限于观察被审计单位的日常运营情况、询问相关人员、检查相关文件和记录、进行函证及重新计算相关数据等。通过这些方法，医院审计人员就能够全面了解被审计单位的运营状况，并发现潜在的问题。

（4）审计报告编制阶段：在收集到足够的审计证据后，医院审计团队需要根据这些证据编制一份详细的审计报告。报告中应详细说明审计过程、发现的问题、相关证据及提出的建议。报告的目的是让被审计单位和医院管理层了解审计结果，并采取相应的措施。

（5）审计报告的沟通与确认阶段：审计团队需将初步编制的审计报告提交给被审计单位，听取其意见和反馈。在此基础上，医院审计团队可能需要对报告内容进行必要的修改和确认，以确保报告的准确性和公正性。

（6）审计结果的报告与反馈阶段：在审计报告经过确认后，医院审计团队须将其提交给医院管理层，并向相关部门和人员反馈审计结果。这一阶段的目的是让管理层和相关部门了解审计发现的问题，并采取相应的改进措施。

（7）后续跟踪与监督阶段：医院的审计工作并非在审计报告提交后就结束。审计团队还需对审计中发现的问题进行持续的跟踪，确保整改措施得到有效执行。这一阶段的工作对于防止问题再次发生、提升医院整体管理水平具有重要意义。

三、审计监察工作的技术手段与方法

在现代审计监察工作中，审计人员运用多种先进的技术手段和方法，以确保审计工作的高效性和准确性。这些技术手段和方法主要包括以下方面。

（1）数据分析：审计人员可以利用各种统计分析软件对医院的财务数据进行深入的分析，通过对比历史数据、行业标准和预期结果，识别出异常数据和潜在的风险点。这种方法能够帮助审计人员快速发现问题，提高医院的整体审计效率。

（2）计算机辅助审计技术：计算机辅助审计技术已经成为医院审计工作的重要工具。审计人员可以使用专门的计算机软件对大量数据进行快速、准确的检查和分析，这有助于提高审计工作的效率和准确性。这些软件可以自动识别数据中的异常情况，帮助审计人员发现潜在的问题。

（3）风险评估：审计人员可以通过使用各种风险评估模型，对医院的财务活动进行全面的风险识别和评估。这些模型能够帮助审计人员识别出财务活动中的关键风险点，从而有针对性地进行审计工作，确保医院审计工作的重点突出，提高审计效果。

（4）内部控制测试：为确保医院内部控制的有效性，医院审计人员会采用多种方法进行内部控制测试。这些方法包括穿行测试、询问、观察等。采用这些方法，审计人员可以了解内部控制的实际运行情况，评估其有效性。如果发现内部控制存在缺陷，审计人员会提出相应的改进建议，帮助医院完善内部控制体系，提高财务管理水平。

通过运用这些技术手段和方法，审计监察工作能够更加高效、准确地发现和解决医院财务和管理中的问题，为医院的健康发展提供有力的保障。

例如，某医院在进行内部控制审计时，通过数据分析发现某科室的药品消耗异常。审计人员利用计算机辅助审计技术，对相关数据进行深入分析，发现该科室存在药品管理漏洞。进一步的内部控制测试显示，药品的领用、使用和报废流程存在缺陷，导致药品浪费和潜在的药品流失。审计人员提出改进建议，医院管理层采纳后，加强了药品管理，有效减少了药品浪费。

某医院的内部控制审计团队在进行年度审计工作时，利用先进的数据分析工具对医院的药品管理流程进行了细致地审查。在审计过程中，审计人员注意到一个特定科室的药品消耗数据与历史数据相比存在显著的异常波动。为深入理解这一现象，审计团队决定运用计算机辅助审计技术对相关数据进行更深入地分析。

通过数据挖掘和异常检测技术，审计人员发现该科室的药品消耗量在某些特定药品上异常高，尤其是在一些价格昂贵的药品上。进一步地分析揭示了药品管理流程中存在多个漏洞。比如，审计人员发现该科室在药品领用时没有严格的审批流程，导致药品领用量往往超出实际需要；在药品使用过程中，缺乏有效的监控和记录，使得药品的使用情况无法准确追踪；而在药品报废环节，缺乏规范的报废程序和记录，导致报废药品的去向不明，存在潜在的药品流失风险。

审计人员随后进行了内部控制测试，包括对相关流程的观察、文件审查和员工访谈。测试结果进一步证实了审计团队的初步发现，即药品管理流程存在重大缺陷。审计人员将这些发现和分析结果整理成详细的报告，并向医院管理层提出了具体的改进建议。

医院管理层对审计团队的发现和建议给予了高度重视，并迅速采取了行动。首先，他们加强了药品领用的审批流程，确保领用的药品数量与实际需求相匹配；其次，医院引入了电子药品管理系统，对药品的使用进行实时监控和记录，确保药品使用的透明度和可追溯性；最后，医院对药品报废流程进行了规范化，确保所有报废药品都有明确的记录和合理的处理方式。

通过这些措施，该医院不仅有效减少了药品的浪费，还降低了潜在的药品流失风险，提高了药品管理的整体效率和安全性。此外，该医院还定期对内部控制流程进行审查和更新，以确保持续改进和适应新的管理挑战。通过这次内部控制审计，医院管理层和员工都意识到了内部控制的重要性，并在日常工作中更加注重流程的规范性和效率。

四、审计监察结果的报告与反馈机制

为充分发挥审计监察的作用，医院必须建立一个完善的报告与反馈机制。

1. **监察结果报告的内容**

监察结果报告通常包括以下方面。

（1）审计背景：主要介绍审计的背景、目的和范围。通过详细阐述审计的背景，可以为审计结果的理解提供必要且关键的前提和基础。同时，明确审计的目的和范围，有助于医院内部相关人员更好地把握审计的重点和方向。

（2）审计发现：审计人员需要详细列出审计过程中发现的问题和不足。这些发现需要具体且明确，以便更准确地作出后续的分析和评价。通过列出这些问题和不足，医院审计人员就可以为被审计单位提供改进的方向和依据。

（3）审计证据：为确保审计发现的可信度和准确性，医院审计人员需要提供支持审计发现的证据和数据。这些证据和数据应具有充分性和可靠性，能够经得起推敲和验证。

（4）分析与评价：医院的审计人员需要对审计发现的问题进行深入分析，并给出评价。通过分析问题产生的原因和影响，审计人员可以为被审计单位提供更具针对性的改进建议。

（5）建议与措施：针对审计发现的问题，审计人员需要提出具体的改进建议和措施。这些建议和措施应具有可操作性，保证能够被审计单位有效执行。通过提出这些建议和措施，审计人员可以帮助被审计单位改进工作流程，提高工作效率。

（6）后续行动计划：在报告的最后，审计人员需要明确被审计单位需要采取的后续行动和整改时间表。这有助于被医院审计单位有计划、有步骤地进行整改，确保审计建议得到有效落实。

2. **反馈机制**

反馈机制则确保审计结果能够被有效利用，该机制主要包括以下方面。

（1）审计结果的内部通报：为使审计结果能够被广泛传播和利用，医院需要通过会议、邮件、内部报告等形式，将审计结果通报给医院管理层和相关部门。通过内部通报，相关工作的负责人员便可以及时了解审计结果，从而采取相应的改进措施。

（2）整改跟踪：为确保审计建议得到落实，医院需要对审计建议的整改情况进行跟踪。在此基础上，审计人员可以就了解被审计单位的整改进度和效果，从而及时发现问题并提出进一步的建议。

（3）定期审计：为评估整改效果，医院需要对整改效果进行定期审计。通过定期审计，审计人员可以了解整改措施的实施情况，进而对整改效果进行评估，并提出进一步的可行性建议。

（4）建立激励与问责机制：为鼓励被审计单位积极整改，医院需要建立激励与问责机制。对于主动整改的部门和个人给予奖励，可以激发他们的积极性和主动性；对于整改效果不佳的进行问责，可以促使他们更加重视整改工作。通过建立激励与问责机制，通常可以确保审计结果得到有效利用，从而提高医院的整体管理水平。

第三节　推动医院财务管理的持续改进

在现代社会中，医院作为提供医疗服务的重要机构，其财务管理的效率和透明度直接关系到医院的运营状况和公众利益。因此，推动医院财务管理的持续改进自然成为确保医院健康发展的关键，基于此，就需要从审计监察的角度出发，探讨如何发现和整改问题、提出优化建议，并建立长效机制以确保审计监察工作的持续有效性，如图 10-3 所示。

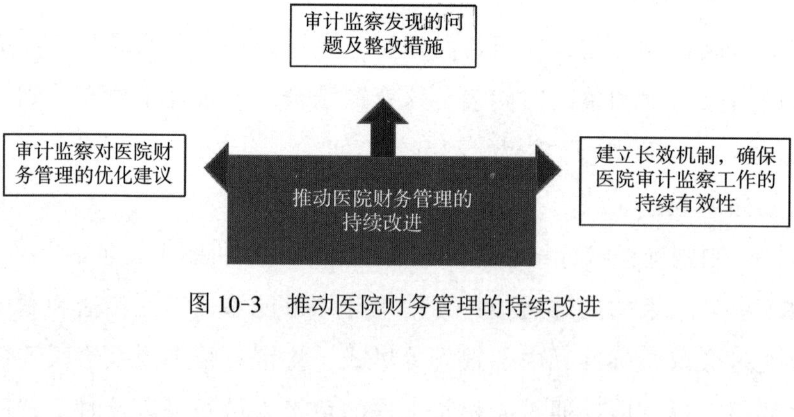

图 10-3　推动医院财务管理的持续改进

一、审计监察发现的问题及整改措施

审计监察工作的核心任务是通过周期性或非周期性的审查，揭示医院财务管理过程中出现的问题，并针对这些问题提出切实可行的改进措施。在执行审计监察任务的过程中，审计人员可能会遇到以下几类典型问题。

1. 预算管理松懈

部分医院在预算的编制和执行过程中如果出现不同程度的偏差，就会直接导致资金使用效率的低下。为应对这一问题，医院需要采取一系列整改措施，包括但不限于加强预算编制的科学性和合理性，确保预算编制更加贴近实际需求；严格执行预算审批程序，避免随意调整预算；定期对预算执行情况进行评估和调整，确保预算执行的准确性和有效性。

2. 成本控制不严

在采购、运营等关键环节，医院的成本控制措施不够严格，导致出现资源的浪费现象。为解决这一问题，医院应当建立和完善成本控制体系，确保各项支出得到严格审核。另外，需要推行精细化管理，提高资源使用效率，确保每一笔开支都能发挥最大效益。

3. 资产管理混乱

医院在固定资产管理、药品和物资管理等方面存在诸多漏洞，会导致资产流失或浪费现象严重。为解决这一问题，医院不仅需要建立健全资产管理制度，确保资产的合理配置和使用，还应该定期进行资产清查，及时发现并处理资产流失问题，通过重视加强资产管理信息化建设，提高资产管理的透明度和效率。

4. 内部控制不完善

医院内部控制体系存在诸多漏洞，就会导致财务风险增加。为解决这一问题，医院首先需要完善内部控制制度，确保内部控制能够覆盖所有关键环节，同时也要加强内部审计和监督，及时发现并纠正问题。此外，提高员工的风险意识和合规意识也很有必要，它可以确保每一位员工都能严格遵守内部控制规定。

5. 财务信息不透明

医院财务信息缺乏透明度，可能会影响外部监督和内部决策的有效性。为解决这一问题，医院可以选择加强财务信息公开，确保财务信息的透明度和可追溯性，也可以尝试提高财务报告的准确性和及时性，确保信息使用者能够获取真实、可靠的财务数据。另外，建立健全财务信息共享机制，也能够促进信息在医院内部的流通和共享，进而提高决策效率。

二、审计监察对医院财务管理的优化建议

为进一步优化医院财务管理，审计监察部门可以尝试采取以下建议，以确保医院财务活动的高效性和合规性。

1. 强化预算管理

医院应该建立全面的预算管理体系，这样就可以从预算编制、审批、执行到监控和评估各个环节入手，确保整个预算管理环节的科学性和执行的严格性。医院财务人员还可以通过细化预算项目，明确各部门、各科室的预算责任，提高资金使用效率，避免浪费和不合理开支。

2. 完善成本控制机制

医院应该推行成本核算和成本分析，强化成本控制意识，确保各项医疗活动和管理活动的成本得到有效控制。建立成本控制标准和考核机制后，医院就可以更好地实现资源的合理配置和高效利用，提高医院整体的效益。

3. 规范资产管理

医院应该加强资产管理，确保资产的完整性和使用效率。建立健全的资产管理制度，并定期进行资产盘点和评估，可以有效防止医院的资产流失和浪费。同时，也可以实现优化资产配置，提高资产使用效率，确保医院资产安全和保值增值。

4. 加强内部控制

医院应该完善内部控制制度，提高内部审计的独立性和权威性。通过建立健全的内部控制机制，可以确保财务活动的合规性和安全性。同时，加强内部审计监督，有利于医院及时发现和纠正财务问题，防范财务

风险。

5. **提高财务透明度**

医院应该加强财务信息公开，提高财务报告的质量。通过建立健全的财务信息公开机制，医院就可以及时向内外部相关方披露财务信息，增强外部监督和内部决策的透明度。同时，加强财务数据分析和利用，也能够为医院管理决策提供有力支持。

三、建立长效机制，确保医院审计监察工作的持续有效性

审计监察工作是一项考验耐心的工作，只有持续地发挥有效作用，才可以更好地推动财务管理工作。因此，想要让审计监察工作持续有效，医院就应该建立长效机制，具体措施包括以下几个方面。

1. **完善审计监察制度**

我们需要制定和完善审计监察相关制度，明确审计监察的职责、权限和工作流程，确保医院审计监察工作的规范性和权威性。

2. **加强审计监察队伍建设**

医院应该重视选拔和培养专业的审计监察人员，提高审计监察队伍的专业素质和工作能力。

3. **推行信息化审计监察**

医院也应该善于利用现代信息技术，如大数据、云计算等，提高审计监察的效率和质量。

4. **建立审计监察结果运行机制**

审计监察结果往往可以作为医院管理决策的重要依据，所以医院可以建立审计监察结果运行机制，旨在确保审计监察成果得到有效运用。

5. **加强内外部沟通与协作**

医院还需要加强与政府监管部门、行业协会等的沟通与协作，共享审计监察信息，形成监督合力。

例如，某医院探讨如何建立长效机制，确保医院审计监察工作的持续有效性的大致过程如下。

一、目标

（1）建立健全的审计监察制度，明确审计监察职责、权限和程序。

（2）提高审计监察人员的专业素质和工作能力，确保审计监察工作的质量和效率。

（3）加强审计监察结果的运用，促进医院管理水平的提升。

二、措施

1. 制定审计监察制度

根据国家法律法规和医院实际情况，制定一套完善的审计监察制度，包括审计监察职责、权限、程序、报告制度等。制度应明确审计监察的重点领域，如财务收支、资产管理、采购招标等。

2. 加强审计监察队伍建设

选拔和培养一支高素质的审计监察队伍，定期组织培训，提高审计监察人员的专业素质和工作能力。同时，建立激励机制，鼓励审计监察人员积极参与审计监察工作。

3. 创新审计监察方式

运用现代信息技术，如大数据、云计算等，创新审计监察方式，提高审计监察工作的效率和质量。比如，建立医院财务数据实时监控系统，实现对医院财务状况的实时监控。

4. 加强审计监察结果的运用

将审计监察结果作为医院管理决策的重要依据，对发现的问题进行整改，防止类似问题再次发生。同时，将审计监察结果与绩效考核相结合，提高医院员工的遵规守纪意识。

三、效果评估

通过建立长效机制，该医院审计监察工作的质量和效率得到显著提高，财务风险、管理风险得到有效控制，医院管理水平得到提升，为医院的可持续发展提供了有力保障。

通过上述措施，该医院可以建立起一套完善的审计监察长效机制，确保审计监察工作的持续有效性，从而推动财务管理的持续改进，提高自身的整体运营效率和管理水平。

第十一章　医院财务协同管理的纵横贯通

长久以来，无形的“部门墙”将医院运营切割成一个个孤立的单元：临床部门专注于诊疗事务，财务部门埋头编制报表，采购部门紧盯耗材流转等。数据沉睡在各自系统中，决策缺少全局视角。资源错配、效率折损、战略悬空——传统壁垒正不断侵蚀现代医院发展的内生动力

依托协同网络，可唤醒医院管理体系的蓬勃生命力：资源实现精准配置，数据转化为决策洞见，战略得以稳健落地。打破壁垒、深度协同、数据驱动的新型生态，已然成为医院实现精益管理与高质量发展的核心引擎。

第一节　财务与临床、运营部门的深度协作机制

想象一下这样的场景：财务部门拿着成本报表，指出某外科手术耗材费用超标，临床主任却反驳：“为了患者安全，这些高端耗材不能省！”运营部门夹在中间，既想控制成本，又担心影响效率与患者满意度。这曾经可能是许多医院的常态。如今，越来越多的领先医疗机构正通过建立财务、临床与运营的深度协作机制，将这种“三角博弈”转变为“铁三角合力”，共同驱动医院从规模扩张转向内涵式、高质量发展。

一、跨部门联席决策会议制度

在现代医院管理中，打破部门壁垒、构建基于共同目标的决策平台，是实现资源优化配置的核心。传统层级式决策模式往往因信息割裂，导致财务紧缩与临床需求脱节、运营计划脱离经济可行性等问题。跨部门联席决策会议制度正是针对此痛点，通过建立常态化、结构化、权责清晰的集体议事机制，确保重大决策融合临床价值、运营效率与财务可持续性三重维度。该制度要求财务、临床科室负责人、运营管理部门核心成员定期参

会，议程聚焦资源分配（如大型设备采购、新技术引进）、预算调整、绩效方案修订等许多维度权衡的事项，会议决议具有执行约束力。

某三甲医院心血管内科申请购置新型复合手术室设备，预估投入超千万元。联席会议上，临床科室着重阐述了该设备对提升急诊 PCI（经皮冠状动脉介入治疗）效率、开展复杂杂交手术的不可替代性；运营部门分析了现有手术室利用率瓶颈及新设备可能带动的病种结构调整潜力；财务部门则基于五年现金流预测、融资成本及折旧压力，提出分期采购建议。

经过两轮会议深度讨论，最终达成共识：首期采购核心模块满足急诊需求，二期根据病源增长与 DRG（疾病诊断相关分组）盈亏情况再行扩容，并配套制定了患者筛选标准与使用效率考核指标。此决策既避免了盲目投入，又保障了临床发展需求。

该案例生动体现了医院联席决策机制的核心实践价值，其标准化流程与结构化机制详见表 11-1。

表 11-1　例会管理方法要点

方法要点	具体内容
固定周期与核心成员参与	月度或季度例会，财务总监、运营院长、相关临床科室主任必须出席
标准化议程与数据支撑	提前分发议题背景、临床证据、运营分析、财务模型，确保讨论基于事实
结构化议事规则	明确发言顺序（如临床陈述需求→运营分析可行性→财务评估风险收益）、时间控制、决策流程（如投票或共识制）
决议追踪与问责机制	会议纪要明确行动项、负责人、时间节点，纳入部门考核

表 11-1 详细列出例会管理方法的关键要点。通过固定周期与核心成员的参与、标准化议程与数据支撑、结构化议事规则及决议追踪与问责机制，医院能够有效确保决策的科学性、透明性和高效性。这些管理要点的实施，对该三甲医院来说，不仅能够让心血管内科的设备采购决策更加有序高效，还可以成为其他科室的相关决策模板。

在掌握例会管理方法要点的基础上，联席会议还需要通过赋予实质性决策权能、保障信息透明与地位平等及发挥翻译器与仲裁者作用，有效地促进跨部门协作，确保医院资源得到最优化配置，从而提升整体医疗服务质量和运营效率。

1. 赋予实质性决策权能

联席会议成功运作的核心前提是必须被授予真正的决策权力，使其能够对医院战略资源配置等关键事项作出有效且具有约束力的决定，而非仅停留在信息交流或建议层面。

2. 保障信息透明与地位平等

会议参与者（如财务、临床、运营等不同职能代表）必须拥有平等的话语权和决策地位，并确保所有相关信息在会议上充分、及时、透明地共享，为协同决策奠定坚实基础。

3. 发挥翻译器与仲裁者作用

联席会议的核心价值在于其能够有效充当“翻译器”和“仲裁者”角色。它致力于将各部门的专业语言（财务语言、临床语言、运营语言）进行精准转化和整合，形成统一理解的共同行动纲领。同时，在部门间目标或资源出现冲突时，能够基于医院整体战略进行公正协调与裁决，从而显著提升资源配置的精准度和医院整体战略响应的敏捷性。

二、临床路径与成本核算联动模型

在价值医疗的导向下，将标准化临床路径与精细化的项目及病种成本核算深度融合，是管控不合理支出、提升诊疗服务成本效益的科学途径。其理论核心在于：通过临床路径规范诊疗流程和资源消耗，借助成本核算量化每个环节的资源投入，二者相结合，可精准识别路径中的“成本关键点”与“变异浪费点”，为临床优化与成本管控提供精准指引。

该模型要求财务部门基于作业成本法或时间驱动作业成本法，将人力、药品、耗材、设备折旧等成本精准分摊至路径中的每一项医嘱、诊疗操作及护理活动；临床部门则需主导路径的循证制定与动态修订，以确保其科学性与适用性。

某医院在推行膝关节置换术DRG付费模式过程中，面临持续亏损压力。财务与骨科、麻醉科、手术室协作，构建了针对膝关节置换术的"CP-成本"联动模型：依据最佳实践经验及本院数据，制定包括术前检查、植入物选择、手术时长、康复计划等内容的标准化临床路径；财务运用时间驱动作业成本法，精确计算路径中每个环节的成本，如手术分钟成本、特定品牌假体成本、住院床日成本等。

经分析发现，进口高端假体成本占总成本的比例超过40%，且不同医生在假体选择上存在极大差异；与此同时，麻醉复苏时间过长这一问题，显著推高了手术室的占用成本。针对这些情况，临床科室对路径进行了修订：一是依据患者骨质条件，建立假体选择分级标准，限制非必要高端假体的使用；二是优化麻醉方案，缩短复苏时间。

该联动模型实施半年后，膝关节置换术平均成本下降18%，DRG付费结余由负转正，且患者的功能恢复指标未受影响。这一成功实践的核心，在于临床主导下路径设计关键要素的系统性应用，具体内容详见表11-2。

表11-2　临床主导路径设计的关键要素

关键要素	详细说明
临床主导与财务赋能成本透明化	临床团队负责确保路径的医疗合理性和安全性，财务部门提供精准到每个环节或项目的成本数据，实现成本透明化
聚焦高差异与高消耗环节	优先识别成本占比高、不同患者或医生间差异大的路径节点（如特定手术或治疗环节），进行针对性优化，以降低成本和提高效率
动态迭代	定期（如每季度）回顾成本数据和路径依从性数据，结合临床医生反馈和支付政策变化，动态调整路径设计
信息系统支撑	整合电子病历系统、医院资源规划系统和成本核算系统，实现路径执行过程与成本数据的自动采集、对比分析，提升决策效率

表 11-2 详细列出临床主导路径设计的关键要素，这些要素共同构成了“CP- 成本”联动模型的核心，是医院实现成本控制和效率提升的关键所在。然而，在具体应用“CP- 成本”联动模型时，医院还需要明确以下几个要点。

（1）“CP- 成本”联动模型将经济管理深度融入临床决策的“神经末梢”。

（2）该模型的成功，取决于临床科室对成本数据的接纳程度与应用能力。

（3）财务部门需秉持“服务临床优化”而非“管控限制”的理念，凭借直观且可操作的成本分析，驱动基于价值的诊疗行为变革。

三、运营效率财务双维度评价体系

传统医院评价中，运营指标（如床位使用率、平均住院日、手术周转率）与财务指标（如收入增长率、成本收益率）往往被割裂看待，这导致部门目标冲突与激励机制扭曲。构建运营效率与财务结果的双维度评价体系，其理论依据源于系统管理理论 —— 运营过程是财务结果的价值驱动因素。

该体系通过建立二者间的因果关联，将反映资源利用效率的运营指标与体现最终效益的财务指标纳入统一分析框架，对科室或项目进行立体画像。以手术科室评价为例，既需考量其手术量、四级手术占比、平均住院日等运营效率指标，也需关注其病种成本率、收入结余、资产回报率等财务结果指标，并深入分析二者间的动态关系（如手术量增长是否通过规模效应降低成本）。

> 某医院急诊科长期存在效率低下与亏损严重的问题，备受诟病。为此，医院引入双维度评价体系：在运营维度，涵盖“急诊留观滞留时间”“抢救室周转率”“分诊准确率”等指标；在财务维度，则包含“留观床日成本”“诊次均次成本”“药品与检查收入占比”等内容。

经分析发现，核心问题在于留观滞留时间过长（超出标准 2 倍），这使得床位、人力等固定成本被大幅摊薄，且滞留患者中多为低附加值的慢性病急性发作病例。财务部门联合运营部门及急诊科共同制定改进方案：一是设立急症观察单元，并制定慢病急性发作处置流程，实现患者分流；二是强化分级诊疗与社区转诊机制，压缩非急症患者滞留时间；三是优化排班制度，以匹配患者就诊高峰。

方案实施后，急诊留观滞留时间缩短 40%，留观床日成本下降 25%，急诊科整体亏损额缩减 60%，同时因患者等待时间减少，满意度亦有所提升。该体系的有效落地，依托于一套结构化的绩效管理方法。表 11-3 概述了支撑双维度评价体系的关键绩效管理工具及其核心要点。

表 11-3　关键绩效管理方法概述

方法名称	核心内容	关键要求
筛选关键驱动指标	选取最具代表性、可量化、可干预的核心指标，以支持决策优化	每个维度（如运营或财务）选取 3~5 个指标，避免冗余，确保指标可衡量和可干预
建立关联分析模型	运用回归分析、本量利模型等工具，量化运营指标变动对财务结果的影响	比如，平均住院日每缩短 1 天对科室成本节约产生的贡献值，需通过模型验证数据的准确性
平衡计分卡思维	将双维度指标（如运营效率和财务绩效）纳入科室或个人绩效考核体系	权重设置体现战略导向，转型期侧重效率提升（如效率权重占 60%），确保激励与目标对齐
可视化仪表盘	开发管理仪表盘，实时展示各单元的双维度指标状态及趋势变化	支持快速定位问题（如异常值高亮），提供趋势分析功能以驱动及时干预

通过表 11-3 中概述的关键绩效管理方法，该医院急诊科成功地将理论转化为实践，具体体现在以下几个方面。

首先，筛选关键驱动指标的方法使得急诊科能够集中资源和注意力在最能影响运营效率和财务表现的关键指标上。比如，通过缩短留观滞留时间，急诊科不仅提高了床位和人力资源的利用率，还直接降低了留观床日成本，这与表中提到的“每个维度选取 3~5 个指标”相吻合，确保了改进措施的针对性和有效性。

其次，建立关联分析模型的方法帮助急诊科量化了运营指标变动对财务结果的影响。通过回归分析等工具，急诊科能够准确计算出留观滞留时间缩短对科室成本节约的具体贡献值，从而验证了改进方案的经济效益。

再次，平衡计分卡思维的应用确保了急诊科在追求运营效率提升的同时，也注重财务绩效的改善。在转型期，急诊科将效率权重设置为 60%，这与表中提到的“权重设置体现战略导向”相一致，从而确保了激励措施与医院整体目标的对齐。

最后，可视化仪表盘的开发使得急诊科能够实时监控和分析各单元的双维度指标状态及趋势变化。这不仅支持了快速定位问题，还提供了趋势分析功能以驱动及时干预，与表中提到的“支持快速定位问题”和“提供趋势分析功能”相呼应。

分析上述案例中医院的举动与操作，能够直观感受到运营效率和财务双维度评价体系的积极效应，同时，也可以对该体系加以拆分与解析，以便在应用时能够更加得心应手。

1. 功能定位：精准诊断

该双维度评价体系如同医院管理的“CT 扫描”，通过效率与效益两个核心维度，穿透日常运营的表象，精准揭示其深层次的财务实质与健康状态，为管理决策提供高价值的诊断依据。

2. 驱动协同：打破壁垒

它促使临床科室与运营管理部门摒弃过去孤立追求单一指标（如仅看业务量或仅看成本）的做法，深刻理解效率（如资源利用率、流程优化）

与效益（如成本控制、收入质量、患者价值）之间相互依存、共荣共生的关系，从而打破“部门墙”，形成跨部门协同合力，共同驱动医院整体价值的持续提升。

3. 角色升级：价值创造

在此转型过程中，财务部门必须实现角色跃升——从传统的“记账员”和“数据记录者”，转变为主动参与业务、具备分析洞察力的“业务分析师”。这意味着财务人员需要深入理解业务逻辑，运用多维数据提供前瞻性分析和决策支持，成为医院价值创造的关键伙伴。

四、异常成本联合溯源分析机制

当病种、科室成本或特定资源消耗显著偏离预算或标杆值时，传统财务分析往往仅停留于数据表象，难以触及临床诊疗选择、操作习惯、流程漏洞或管理决策等深层根源。异常成本联合溯源分析机制以根本原因分析理论为基础，组建由财务分析师、临床专家（医生、护士长）及运营流程工程师构成的临时项目组，运用鱼骨图分析法等结构化工具，深入一线追踪成本超支涉及的临床路径、操作细节及系统因素，其核心目标在于识别可控的根本性改进点，而非进行简单归因。该机制从项目分类视角构建与实施的要点，具体内容详见表 11-4。

表 11-4　管理方法总结

项目分类	具体内容
协作模式核心	财务部门依托数据识别成本异常，临床与运营部门凭借专业经验解决问题，多方协同构建管理闭环
人员能力新要求	1. 财务人员：需培养业务洞察力，强化跨部门沟通能力。 2. 临床与运营人员：应正视成本数据价值，主动剖析业务流程，破除成本“管控仅为财务部门职责”的认知误区
管理文化转型	通过跨部门协作，转变以往被动应对的成本管控模式，建立以数据为支撑的持续改进型精益管理体系
深度协作关键	形成系统性管理合力，而非部门职能的简单叠加
深度协作核心	以共同目标打破部门壁垒，以数据透明化替代经验型判断，推动协同行动在实务层面落地见效
最终目标	将财务分析成果转化为临床可理解的改进方案，使运营效能与经济效益直接关联，最终实现医疗质量、运营效率与可持续发展的动态平衡，提升医院整体价值创造能力

第二节　医保支付改革下的业财联动策略

医保支付方式改革深刻重塑了医院的运营逻辑，倒逼医疗机构构建高效的业财联动体系。通过财务数据与临床实践的深度耦合，实现成本精准管控、风险及时预警、诊疗行为优化和资源配置升级，是医院在改革中稳健发展的核心路径。

一、疾病诊断相关分组（DRG）与病种分值付费（DIP）病组成本实时测算

DRG 与 DIP 均为医疗付费方式，其核心支付原则为“打包付费”，在此模式下医院收入相对固定。唯有精准掌握各病组、病种的实际资源消耗成本，方能科学判断盈亏状况并优化成本结构。实时测算要求将传统的科室级或项目级成本核算向下延伸至具体病组层面，并实现动态更新。为清晰呈现成本管理的关键实施要点，相关内容整理见表 11-5 。

表 11-5　成本管理关键实施要点梳理

要点名称	具体内容
精细化成本归集	建立与病案首页、医院住院管理系统、物资、人力系统的接口，自动抓取患者诊疗全流程的药品、耗材、检查检验、手术麻醉、护理、床位等直接成本
科学成本分摊	应用作业成本法或时间驱动作业成本法，合理分摊间接成本（如管理、后勤、设备折旧）到具体病组、病例
动态建模与更新	建立病组成本测算模型，根据临床路径变化、物价调整、新技术应用等因素实时更新成本数据，为管理决策提供即时依据

二、医保盈亏临界点动态预警

在固定支付标准框架下，各病组及病种均存在成本临界点。当实际成本趋近或超出支付标准时，需启动及时预警机制，提示实施管理干预。动态预警系统可助力医院在亏损发生前识别风险病例或病组，推动成本管控从事后分析转向事前、事中干预。为清晰呈现 DRG 与 DIP 成本管控的关键环节，现将上述内容精简整理，具体内容见表 11-6。

表 11-6　DRG 与 DIP 成本管控核心步骤

核心步骤	主要内容
设定预警阈值	基于历史数据和成本测算，为各 DRG 与 DIP 组设定黄色（警戒）、红色（高风险）成本消耗阈值
构建预测模型	借助大数据与机器学习技术，在诊疗过程中依据已发生费用、医嘱信息、检查结果及并发症等要素，实时预测最终成本及该成本与支付标准的差额
建立响应流程	明确预警触发后的责任部门（医保办、临床科室主任、主诊医师等）和干预措施（路径审核、高值耗材管控、缩短住院日协调等），形成闭环管理

三、临床诊疗行为财务引导机制

将财务数据（成本、盈亏等）转化为临床医师可理解、可执行的决策依据，引导其在保障医疗质量与安全的前提下，主动选择成本效益更优的诊疗方案，实现临床价值与财务可持续性的统一，可采取以下关键策略。

（1）数据可视化反馈：定期向临床科室及医师个人反馈其收治病组的成本构成、关键资源消耗（药占比、耗材占比、检查占比）、盈亏状况及与同业的对比分析。

（2）临床路径与规范制定：基于成本效益分析及最佳实践，优化并推广标准化临床路径，嵌入成本管控节点（如耗材选型、检查套餐优化、平均住院日管控目标等）。

（3）绩效激励联动：将病组成本控制成效、资源使用效率、诊疗行为合理性等关键财务与效率指标，科学纳入医师及科室绩效考核体系，形成正向激励机制。

四、病种效益三维度分析模型

单一维度的分析（如仅关注收入或仅聚焦成本）不足以支撑决策。需构建融合“财务效益（盈亏状况）”“运营效率（如平均住院日、床位周转率）”“医疗质量（如并发症发生率、死亡率、再入院率）”的三维度综合分析模型，全面评估病种价值，为资源倾斜与结构调整提供指导。

第三节　物资供应链与财务流程的集成管理

现代医疗机构管理中，物资供应链与财务流程的割裂常导致高库存、资金周转慢、账实不符等问题。集成管理通过打通业务与财务数据流，实现物资从采购到消耗、结算的全过程精益管控，其核心价值在于提升运营效率、优化资金使用、保障财务合规性。

一、高值耗材“一物一码”全程追踪

高值耗材价值高、风险大，传统管理易出现丢失、错计费、无法追溯等问题。“一物一码”赋予每个耗材唯一身份标识（如二维码），结合物联网技术，实现从供应商入库、院内流转（中心库→二级库→手术室、诊室）、患者使用到最终计费、成本核算的闭环追踪，确保全程可视、责任到人、账实同步。

（1）“一物一码”系统为高值耗材的精细化管理奠定了坚实基础，通过为每个物品分配唯一标识符，确保数据精准和操作标准化。

（2）它利用唯一编码无缝串联供应链流程与财务系统，实现物流与资金流的实时协同和高效管理。

（3）这一机制有效保障了资产安全、收费准确性及从采购到使用的全程可追溯性，降低风险并提升监管效率。

二、智能补货与资金占压平衡机制

传统“经验式”或“批量式”补货模式易导致库存积压（占用资金）或短缺（影响临床运转）。智能补货以历史消耗数据、在途库存、科室需求预测、供应商交货周期、安全库存模型等为基础，运用动态安全库存、经济订货批量模型等算法生成精准采购建议，其核心目标是实现临床需求满足与库存资金占用最小化的平衡。智能补货系统的主要体现见表 11-7。

表 11-7　智能补货系统的主要体现及具体内容

主要体现	具体内容
数据治理	对历史数据进行清洗处理，确保数据的准确性与完整性
模型构建	按物资类别（通用低值物资、专科高值物资、不常用备件等）定制预测补货模型
参数优化	持续优化安全库存系数、服务水平、经济订货批量等关键参数
人机协同	以系统建议为基础，结合采购员对市场信息、临床特殊需求（如新型术式）的判断进行调整
绩效挂钩	将库存周转率、缺货率等指标纳入采购人员绩效考核体系

三、供应商协同对账结算平台

传统模式下，医院与供应商的对账工作依赖纸质单据、邮件及电话沟通，不仅效率低下、易产生差错，且较长的付款周期亦会影响供应商的合作积极性。协同平台为双方提供统一的线上交互场景，集成采购订单、入库验收单、发票信息、退货记录等数据，实现信息自动匹配与可视化呈现，为高效、精准的对账及结算流程提供支撑。

四、科室二级库房消耗联动计费

科室二级库是物资流向患者的终端环节。在传统手工申领与记账模式下，物资实际消耗与患者计费存在脱节现象，易引发“以存定销”（即库存减少即进行计费）的核算偏差及跑冒滴漏问题。通过将二级库房管理系统与医院信息系统（HIS）中的医嘱、计费模块深度集成，可实现物资在二级库的“消耗即计费”，确保收费行为完全基于临床实际使用情况。

物资供应链与财务流程的集成管理，并非简单的系统功能叠加，而是通过“一物一码”构建全程追踪基础、依托智能补货优化资源配置、借助协同平台打通外部交互渠道、凭借消耗联动确保末端管理精准性，最终实现业务流、实物流、资金流、信息流的“四流合一”。其核心价值体现在以下方面。

（1）降本增效：显著降低库存资金占用与采购运营成本，提升人员工作效能与整体流程运转效率。

（2）强化管控：加强高值物资全流程监管，减少丢失与损耗，保障计费行为的准确性与合规性，满足审计及监管要求。

（3）数据支撑：沉淀全流程真实数据，为科室成本核算、预算编制、供应商评估等工作提供精准依据。

（4）协同赋能：改善与供应商的合作关系，构建更为稳定、高效的供应链网络。

医疗机构需结合自身实际特点，进行统一规划、分步推进与持续优化，方能将集成管理的效能转化为切实的运营竞争力与财务健康水平。

后　记

在创作《医院财务管理——从入门到精通的实战策略》这本书的过程中，我深感医院财务管理这一领域的重要性和复杂性。作为一名长期在医疗财务管理领域工作的从业者，我见证了医院财务管理从传统的账务处理到现代精细化管理的转变。这一转变不仅要求我们具备扎实的财务知识，还需要我们不断适应政策环境的变化和相关技术的进步。

本书的创作初衷是为了帮助那些在医院财务管理领域工作的同仁们，无论是初入职场的新手，还是希望进一步提升自己专业水平的资深从业者都能通过本书找到一条清晰的学习路径。我希望以系统、全面且实用的内容架构，引导读者从基础理论入手，逐步深入财务管理的各个环节，最终掌握医院财务管理的核心技能和实战经验。

全书共十章，从初识财务领域开始，逐步深入到财务决策、财务业务、成本控制、预算管理、财务标准制定与执行、流程优化与效率提升等关键环节。每章均结合实际案例，提供实用的操作指南和建议，以便读者能够将理论知识与实际操作两手抓。

在此，我要感谢所有在成书过程中给予我帮助和支持的同事和朋友们，特别要感谢我的导师张玉先生，正是他一直以来鼓励我要将多年的财务管理经验转化为文字输出，没有你们的宝贵意见和建议，这本书不可能如此顺利地完成。同时，我也要感谢我的家人，他们的理解和支持是我能够专注于这项工作的坚强后盾。

最后，我希望这本书能够成为医院财务管理工作者的有效参考，帮助大家在复杂的医疗环境中，不断提升自己的专业能力，为医院的健康可持续发展做出更大的贡献。愿每一位读者在阅读本书的过程中，都能有所收获，同时也祝愿大家在医院财务管理的道路上稳步前行。